Kohlhammer

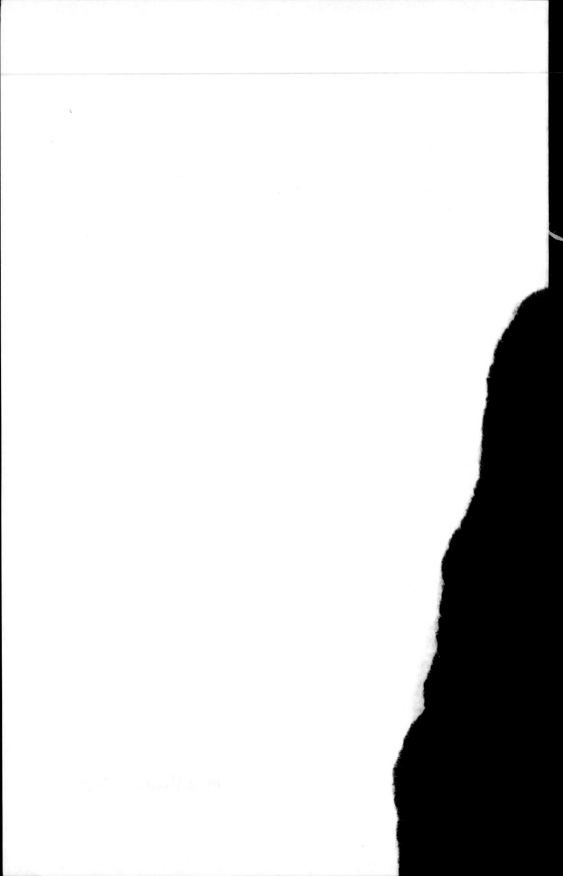

Daniel Hell

Depression als Störung des Gleichgewichts

Wie eine personbezogene Depressionstherapie gelingen kann

2., überarbeitete und erweiterte Auflage

Verlag W. Kohlhammer

2., überarbeitete und erweiterte Auflage

Alle Rechte vorbehalten
© 2012/2013 W. Kohlhammer GmbH Stuttgart
Umschlag: Gestaltungskonzept Peter Horlacher
Umschlagabbildung: Paul Klee
  Schwankendes Gleichgewicht, 1922, 159
  Aquarell und Bleistift auf Papier und Karton
  31,4 x 15,7/15,2 cm
  Zentrum Paul Klee, Bern
Gesamtherstellung:
W. Kohlhammer Druckerei GmbH + Co. KG, Stuttgart
Printed in Germany

ISBN 978-3-17-023390-4

Inhalt

1 Einführung – Depression als das Ringen einer Person um ihr Gleichgewicht

Die Depressionstherapie ist so vielschichtig wie die depressive Störung selbst. Was dem einen Patienten hilft, kann bei einem anderen nutzlos sein oder sogar schaden. Die Einteilung depressiver Störungen nach der Weltgesundheitsorganisation (ICD-10) oder nach der amerikanischen Gesellschaft für Psychiatrie (DSM-IV) verhilft zwar zu einer ersten Orientierung, doch sind z. B. bei Menschen mit einer depressiven Episode ganz unterschiedliche Problembereiche zu finden. Deshalb wird in der Forschung heute nach Phänotypen (spezifischen depressiven Erscheinungsformen) und Genotypen (spezifischen erblichen Konstellationen solcher depressiver Erscheinungsformen) gesucht. Sie sollen eine individuellere Behandlungsform ermöglichen. Personorientiert ist jedoch eine Behandlung erst, wenn sie nicht nur individuelle Unterschiede in biologischer und psychosozialer Hinsicht erfasst, sondern die Person als Ganzes ins Zentrum rückt und ihre persönliche Erlebensweise berücksichtigt.

1.1 Der Ausgangspunkt

Jeder therapeutische Ansatz geht von einem bestimmten Depressionsverständnis aus. Deshalb möchte ich zu Beginn dieses Buches meine eigene Position kurz darlegen. Während meiner vierzigjährigen Tätigkeit als Psychiater und Psychotherapeut habe ich den Wandel verschiedener Konzeptionen in der Psychiatrie und Psychotherapie intensiv miterlebt. Zunächst herrschte in den 1970er Jahren das Interesse an psychodynamischen und familiendynamischen bzw. systemischen Ansätzen vor. Dann wurde unter dem Leitwort „bio-psycho-soziale Medizin" vermehrt um eine Integration von psychosozialen und biologischen Aspekten gerungen. Schließlich gewannen biologische Zugänge dank neuer Imaging- und molekularbiologischer Techniken insbesondere in der forschungsorientierten Universitätspsychiatrie ein Übergewicht.

Als ehemaliger Hochschullehrer und Direktor der Psychiatrischen Universitätsklinik Zürich wurde ich in den letzten zwei Jahrzehnten in diese Auseinandersetzungen um das Depressionsverständnis einbezogen. Ich habe dabei versucht, aus einem starken Praxisbezug heraus eine eigene Linie in Forschung und Lehre zu finden. Heute bin ich der Überzeugung, dass ich am meisten von meinen Patientinnen und Patienten und meiner klinischen Tätigkeit gelernt habe, auch wenn die Forschung meiner damaligen Forschungsgruppen in biologischer und psychosozialer Hinsicht internationale Anerkennung fand. Diese Einschätzung ist vom Eindruck geprägt, dass die eigenen Forschungsanstrengungen zwar Teilaspekte des depressiven Geschehens empirisch und mit statistischen Mitteln erfassen konnten, aber das Persönliche der Auseinandersetzung eines depressiven Menschen mit seiner Situation dabei zurücktreten musste. Dieses Persönliche erhält für mich immer mehr Bedeutung, je länger ich mich mit der Behandlung depressiver Menschen beschäftige. Es erscheint mir nicht mehr nur einer unter mehreren Behandlungsaspekten zu sein, sondern der wesentliche. Schon gar nicht betrachte ich es als Vehikel, um die Betroffenen für eine bestimmte Therapie zu gewinnen, die man aus anderen Gründen wählt (wie Lieberman und Rush 1996 empfehlen). Meines Erachtens hat die psychiatrisch-psychotherapeutische Behandlung von der Personalität eines Menschen und seinem phänomenalen Selbsterleben auszugehen, auch wenn empirische Fakten und andere Aspekte zum Entscheidungsprozess und zur Therapie beitragen.

Aus dieser Haltung heraus suche ich in diesem Buch die empirischen Erkenntnisse der Depressionsforschung der letzten Jahre und Jahrzehnte in ein Gesamtkonzept einzuordnen, das die Person ins Zentrum stellt. Diese Haltung nenne ich „Personbezogenheit". *Ich verstehe Depression als das Ringen einer Person um ihr Gleichgewicht.*

Drei Begriffe sind mir in diesem Zusammenhang besonders wichtig: Person, Gleichgewicht und Depression. Alle drei sind, wie alle isoliert gebrauchten Worte, missverständlich. Ich möchte deshalb eingangs erklären, wie ich diese für mich (und für das Verständnis dieses Buches) wesentlichen Begriffe verstehe. Ich will das nicht abstrakt tun, sondern vor dem Hintergrund meiner therapeutischen Auseinandersetzung mit Not leidenden Menschen.

1.2 Depression

Depression (lat. deprimere = niederdrücken, niederschlagen) ist ein Begriff, der in der deutschen Psychiatrie des 19. Jahrhunderts als Lehnbegriff aus dem Französischen aufkam und im 20. Jahrhundert größte Verbreitung fand. Selbstverständlich kannten auch Menschen früherer Zeiten seelische Befindlichkeiten und Verhaltensweisen, die wir heute als „Depression" bezeichnen. Nur hatten sie ein anderes Verständnis dieser Leidensformen und nannten sie anders, z. B. Melancholie, Akedia oder Schwermut.

Seit es schriftliche Zeugnisse gibt, finden sich auch Berichte über Menschen, die seit dem 19. und 20. Jahrhundert als depressiv charakterisiert würden. In der griechischen Antike wurden diese Menschen zuerst von den Philosophen, später auch von der hippokratischen Ärzteschule „Melancholiker" (von griech. melancholia = Schwarzgalligkeit) genannt. Im Mittelalter kam der theologisch beeinflusste Ausdruck „Akedia" oder „Trägheit" für leichtere und agitierte Fälle hinzu. In der Renaissance wurde von Mystikern für bestimmte religiöse Menschen die Bezeichnung „Dunkle Nacht" gewählt. In der Neuzeit fand auch die Beschreibung „Schwermut" Verbreitung, bis sich im Übergang vom 19. zum 20. Jahrhundert der Ausdruck „Depression" durchsetzte. Die hier zusammengestellten Begriffe bezeichneten nicht immer Identisches. Vor allem ihre Grenzziehung zum Gesunden und zu anderen psychischen Problemen war unterschiedlich. Alle schlossen aber einen Kernbereich ein, der Niedergeschlagenheit und Antriebshemmung umfasst, Symptome, die auch heute zu den Leitkriterien der Depression gehören (Ackerknecht 1985, Starobinski 1960).

Im historischen Rückblick auf die verschiedenen Versuche, depressive Zustände zu verstehen und zu erklären, fällt auf, dass die Betonung der negativen Seite der Depression immer wieder von Gegenbewegungen der Positivierung abgelöst wurde – etwa in der griechischen Antike, als Melancholiker mit Kreativität in Zusammenhang gebracht wurden, oder in der Renaissance, als die spätmittelalterliche Dämonisierung der Trägheit (Akedia) im Verständnis der „Dunklen Nacht" entdämonisiert wurde. Auch heute lässt sich als Reaktion auf die Pathologisierung der Depression als funktionelle Hirnstörung eine entpathologisierende Gegenbewegung unter dem Begriff „Burnout" und seltener unter dem Verständnis einer „spirituellen Krise" beobachten.

Lange Zeit wurden Depressionen – wie früher auch das melancholische Krankheitsbild oder die Akedia – nur idealtypisch beschrieben und mit charakteristischen Beispielen illustriert (▸ Kap. 11). Erst in den letzten zwei bzw. drei Jahrzehnten wurde in den internationalen Klassifikationssystemen versucht, Depressionen mit einheitlich definierten Kriterien exakter zu fassen und mit statistischen Mitteln von andern Störungen abzugrenzen (▸ Abb. 1).

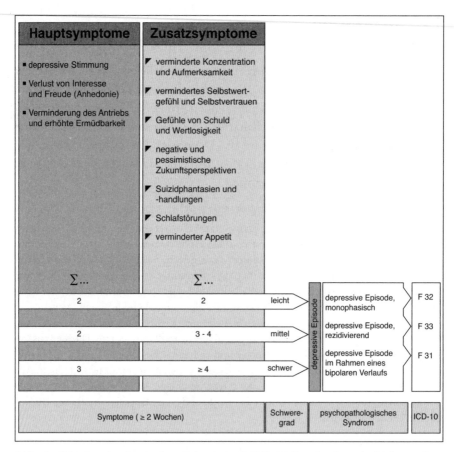

Hauptsymptome	Zusatzsymptome				
■ depressive Stimmung	▶ verminderte Konzentration und Aufmerksamkeit				
■ Verlust von Interesse und Freude (Anhedonie)	▶ vermindertes Selbstwertgefühl und Selbstvertrauen				
■ Verminderung des Antriebs und erhöhte Ermüdbarkeit	▶ Gefühle von Schuld und Wertlosigkeit				
	▶ negative und pessimistische Zukunftsperspektiven				
	▶ Suizidphantasien und -handlungen				
	▶ Schlafstörungen				
	▶ verminderter Appetit				
Σ...	Σ...				
2	2	leicht	depressive Episode	depressive Episode, monophasisch	F 32
2	3 - 4	mittel		depressive Episode, rezidivierend	F 33
3	≥ 4	schwer		depressive Episode im Rahmen eines bipolaren Verlaufs	F 31
Symptome (≥ 2 Wochen)		Schweregrad	psychopathologisches Syndrom		ICD-10

Abb. 1: Kriterien der depressiven Episode nach ICD-10 (Quelle: Arzneimittelkommission der deutschen Ärzteschaft, 1997)

Diese symptomorientierte, kriteriengeleitete Beschreibung erlaubt eine bessere Übereinstimmung der Diagnosestellung zwischen den verschiedenen Ärzten, also eine bessere Reliabilität. Doch bleibt fraglich, wie es mit der Gültigkeit bzw. Validität dieser Diagnose steht bzw. inwieweit unter der gleichen Diagnosestellung ganz verschiedene Problemstellungen subsumiert werden. Denn der Umbruch in der Diagnostik basiert nicht auf neuen psychologischen oder biologischen Erkenntnissen. Vielmehr verhalfen Fortschritte der statistischen Analyse (Computerisierung) dazu, dass verrechenbare Symptommuster vermehrt ins Zentrum rücken. Dadurch findet aber der Lebenskontext der Kranken weniger Berücksichtigung. Eine methodisch hochwertige und gleichzeitig beißende Kritik der aktuellen Depressionsdiagnostik haben die beiden englischen Sozialwissenschaftler Alan Horwitz und Jerome Wakefield verfasst (unter dem

Titel: „The Loss of Sadness – How Psychiatry Transformed Normal Sorrow into Depressive Disorder", 2007. Zur allgemeinen Problematik der psychiatrischen Diagnostik vgl. auch D. Hell: „Seelenhunger – Der fühlende Mensch und die Wissenschaften vom Leben", 2003).

Depression im heutigen psychiatrischen Sinne ist zweifelsohne ein theoretisches Konstrukt, das sich aus einer Gruppe von Symptomen zusammensetzt, die die wissenschaftliche Gemeinde aufgrund klinischer Erfahrungen und statistischer Zusammenhänge als depressiv anerkennt (▶ **Abb. 1**). Würde morgen ein anderes Konzept unter internationalen Experten Konsens finden (was mit dem DSM V und dem ICD 11 zu erwarten ist), würden bestimmte Menschen nicht mehr unter die Depressionsdiagnose fallen, andere dafür neu als depressiv diagnostiziert werden und die Häufigkeit der Diagnosestellung würde verändert.

In Kenntnis dieser Umstände und im Wissen um historische und aktuelle kulturelle und gesundheitspolitische Zusammenhänge scheint es mir dennoch angebracht, die heutige Depressionsdefinition der Weltgesundheitsorganisation (ICD-10) als diagnostische Übereinkunft zu übernehmen, dabei aber offen zu bleiben für die Vielfalt depressiver Bilder und die Mehrdimensionalität depressiven Leidens. Wenn die aktuelle kategoriale Depressionsdiagnostik mit den nötigen kritischen Vorbehalten übernommen wird, verringert sich die Gefahr, dass das Kästchen-Denken in Diagnosekategorien in der therapeutischen Praxis zum Prokrustesbett wird, in das ein Patient hineingepresst wird, obwohl vieles, was seine Problematik ausmacht, nicht hineinpasst (und letzteres sogar wichtiger sein kann als seine unter der Diagnose Depression zusammengefassten Symptome). Infolgedessen scheint es mir nach wie vor sehr wichtig zu sein, das depressive Geschehen nicht nur an den vorliegenden Symptomen zu erkennen, sondern das ganzheitliche Erleben, die depressive Gestalt eines Menschen, im Blick zu behalten. Denn eine Person leidet nicht nur an einzelnen Beschwerden, sondern vor allem an der gesamten Veränderung ihrer Gestimmtheit und ihres Antriebs. Sie fühlt sich besser verstanden, wenn diese umfassende Veränderung ihrer Vitalität und Befindlichkeit erkannt wird, als wenn sie nur als Symptomträgerin eingeschätzt wird (Tellenbach 1987).

Deshalb können einem Menschen Bilder und Metaphern für sein Leiden manchmal mehr entsprechen als die Zusammenfassung von Symptomen in einer Beschwerdeliste. Insbesondere der Vergleich mit einem reibungsvollen Bremsmanöver, das der Körper gegen den Willen des Betroffenen einleitet, hat sich bei vielen meiner Patienten bewährt. Viele moderne, mit der Technik aufgewachsene Menschen erfahren ihre depressive Einschränkung tatsächlich so, als ob sie mit angezogener Handbremse vorwärts kommen müssten. Weniger mechanistisch ist der schöne Vergleich mit einem winterlichen Zustand, einer

Art aufgezwungenem Winterschlaf. Dieses Bild einer Depression weckt auch die Hoffnung auf einen Frühling, an dem die winterlich eingefrorene Natur wieder erwacht und Blüten treibt.

Aus epidemiologischen und interkulturellen Studien ist bestens bekannt, dass sich Depressionen je nach Sozialisation und gesellschaftlichem Hintergrund unterschiedlich äußern (Übersicht bei Stoppe et al. 2006). Auch Geschlechts- und Alterseinflüsse spielen eine wichtige Rolle. So werden im höheren Alter vermehrt körperliche Symptome (wie Inappetenz, Obstipation etc.) in den Vordergrund gestellt. Frauen und Männer zeigen ihre Depressivität, insbesondere wenn diese geringgradig ausgeprägt ist, nicht immer auf die gleiche Weise. Frauen sind tendenziell in ihrer emotionalen Ausdrucksweise offener und stehen auch oft unter größerem sozialem Verpflichtungsdruck. Männer suchen demgegenüber depressive Zustände vermehrt mit Substanzgebrauch oder ablenkendem, auch gereizt-aggressivem Verhalten abzuwehren. So wird die doppelt so hohe Depressionsrate unter Frauen gegenüber Männern auch mit einer leichteren diagnostischen Erfassung der Depression bei Frauen in Zusammenhang gebracht. Zudem scheint die Kriterien geleitete aktuelle Depressionsdiagnostik stärker feminin als maskulin orientiert. Interessanterweise gleichen sich die Geschlechtsverhältnisse etwas an, wenn Agitation und andere, nach außen gerichtete Verhaltensweisen wie Aggressivität oder Gereiztheit eingeschlossen werden, die Männer tendenziell häufiger zeigen.

- Depressive Episode
- Rezidivierende depressive Störung
- Gegenwärtige depressive Episode bei bipolarer affektiver Störung
- Dysthymie/Zyklothymie
- Atypische Depression
- SAD: saisonal abhängige Depression
- double depression (Dysthymie plus aktuelle depressive Episode)
- recurrent brief depression

Abb. 2: Depressive Störungen nach ICD-10 und DSM-IV

Bei allen geschlechts-, alters- und kulturbedingten Unterschieden lässt sich doch übereinstimmend eine länger anhaltende, aber meist reversible Einschränkung des Wohlbefindens feststellen, die mit Schwierigkeiten einhergeht, Alltagsaktivitäten zu bewältigen. Dieses depressive Kernsyndrom kann unterschiedlich schwer ausgeprägt sein, verschiedene Verläufe nehmen und mit organischen Krankheiten verknüpft sein. Deshalb macht es Sinn, Depressionen je nach

Verlauf, saisonalen und zirkadianen Mustern, organischer Beteiligung und Schweregrad in depressive Subtypen, bzw. verschiedenartige Störungskategorien einzuteilen (▶ **Abb. 2**).

1.3 Gleichgewicht

Wenn die verschiedenen aktuellen Depressionstheorien und die historischen Konzeptionen von Melancholie, Akedia und „Dunkler Nacht" nicht nur auf ihre Unterschiede, sondern auch auf Gemeinsamkeiten hin studiert werden, fällt auf, dass sie regelhaft von einem Ungleichgewicht ausgehen, sei es von einem Ungleichgewicht körperlicher Stoffe, seelischer Kräfte oder sozialer Verhältnisse.

Alle historischen Begriffe zeichnet aus, dass sie die Problematik in einer Störung des Gleichgewichts eines Menschen sehen: die Melancholie in einer Gleichgewichtsstörung der Körpersäfte (Übergewicht der schwarzen Galle gegenüber Blut, Schleim und gelber Galle), die Akedia in einer egozentrischen Störung der göttlichen Ordnung (Maßlosigkeit menschlicher Triebe und Gedanken), die „Dunkle Nacht" in einem Gleichgewichtsverlust infolge Aufgabe eines untauglichen, aber früher stabilisierenden Gottesbildes und die Depression in einer Störung der Homöostase in biologischer, psychologischer und sozialer Hinsicht. Auf die letzten beiden Aspekte gehe ich detailliert in den Kapiteln 4 bis 9 ein, weshalb ich hier nur beispielhaft und kurz auf das Ungleichgewicht der Botenstoffe bzw. den Aminmangel in biologischen Hypothesen verweise.

Einen Gleichgewichtsverlust beklagen auch die meisten depressiven Menschen. Es ist kein Zufall, dass manche von einem Nervenzusammenbruch sprechen, viele andere von einem Gefühl der Ohnmacht, der psychischen Lähmung, des Schwindels oder davon, dass ihr gewohntes Leben durcheinander geraten ist, nichts mehr selbstverständlich ist und sie nicht mehr ein noch aus wissen. Mit solchen Bildern drücken sehr viele depressive Menschen aus, dass sie ein für sie früher selbstverständliches oder mühsam gehaltenes Gleichgewicht verloren haben.

Die grundlegende Vorstellung der Depression als einer Gleichgewichtsstörung hat den Vorteil, dass nicht nur ganz unterschiedliche biologische, psychologische und soziale Auslösefaktoren, die oft eine Ergänzungsreihe bilden, darunter subsumiert werden können. Es findet auch die anthropologische Beobachtung Berücksichtigung, dass Menschen immer wieder neu um ein labiles Gleichgewicht in ihrem Leben ringen müssen. Der Mensch verfügt nun einmal nicht über eine von allem Anfang an festgelegte Identität oder eine unwandelbare biologische Ausstattung oder gar über eine immer gleich bleibende Lebenssituation. Er macht im Gegenteil eine ständige Entwicklung durch und hat sich auch immer wieder neu an sich verändernde kulturelle und soziale Bedingungen anzupassen. Auch seine Identitätsentwicklung ist im Erwachsenenalter nicht ein für alle Mal abgeschlossen, sondern bedarf besonders in unserer schnelllebigen Zivilisation der ständigen Entwicklung. Die von ihm geforderte Adaptation und Akkommodation machen ihn aber auch als „nicht festgestelltes Tier" oder als „Mängelwesen" (Gehlen 1961) besonders anfällig für Störungen des Gleichgewichts. Störungsanfälligkeit und Problembewusstsein sind humane Charakteristika und bilden eine spezifisch menschliche Herausforderung. Sie hängen nach dem deutschen Philosophen Plessner (1957) mit seiner „exzentrischen Positionalität" zusammen, also der Fähigkeit, sich wie von außen wahrzunehmen. Umso mehr benötigt der Mensch auch Ressourcen und Hilfestellungen, um eine gewisse Stabilität – man könnte auch von einem labilen Gleichgewicht sprechen – zu erreichen. Dazu gehören z. B. die Akzeptanz durch die Mitwelt, transpersonale Werte, die Befriedigung grundlegender Bedürfnisse wie Bindung und Sicherheit sowie eine gewisse Freiheit zur Selbstgestaltung. Wird ihm sowohl eine sichere Bindung wie die Möglichkeit, sich persönlich auszudrücken, verwehrt und findet er keine Anerkennung, so verliert er an Halt und Bodenkontakt. Auf sich selbst geworfen, ohne Möglichkeit, ein Werk zu schaffen oder auf andere bezogen zu sein, und ohne existenzielle Rückzugsmöglichkeit fühlt sich der Mensch verloren. Gerade depressive Menschen leiden häufig an einer solchen Ohnmachtsempfindung – aus welchen Gründen auch immer. Eine meiner Patientinnen hat dafür das Bild gebraucht, im Treibsand zu versinken. Andere haben vom Gefühl gesprochen, über schwankende Bretter zu gehen, mit den Wellen zu kämpfen oder einfach die Fassung zu verlieren.

In stärker technischen Begriffen kann auch von einer Störung der Homöostase gesprochen werden, womit in der Systemtheorie eine Störung des Gleichgewichts gemeint ist (Egger 2000, 2008). Nach dem bio-psycho-sozialen Modell ist das menschliche Leben durch eine hierarchische Ordnung verschiedener Organisationsebenen charakterisiert (▶ **Abb. 3**). Jede Ebene, z. B. die atomare oder die kulturelle, repräsentiert ein dynamisch organisiertes System. Keine Ebene innerhalb dieser hierarchischen Ordnung, von den Superstrings des Mikrokosmos bis zum Universum im Makrokosmos, ist ganz isoliert. Vielmehr ist jede mit der andern (über die nächstliegende) verbunden, sodass eine Änderung auf der einen Ebene, z. B. der atomaren Ebene, Veränderungen in den anderen Ebenen, z. B. zunächst der molekularen, indirekt aber auch z. B. der kulturellen Ebene, bewirken kann.

Nach diesem bio-psycho-sozialen Modell bedeutet Gesundheit, dass ein Mensch unvermeidbare Störungen auf irgendeiner Systemebene autoregulativ bewältigen kann. Krankheit bedeutet demgegenüber, dass der Mensch nicht in der Lage ist, sein Gleichgewicht bei Störungen ausreichend zu bewahren (Petzold 2001, Grawe 2004). Gesundheit und Krankheit erscheinen infolgedessen nicht als stabile Zustände, sondern als dynamische Prozesse.

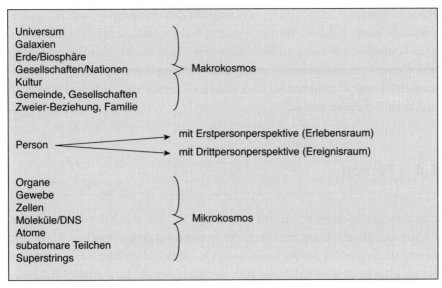

Abb. 3: Systemebenen des bio-psycho-sozialen Modells (mod. n. Engel 1976 und Egger 2008)

Wird dieses gegenwärtig wohl kohärenteste und kompakteste Konzept zum Verständnis von Gesundheit und Krankheit auf Depressionen angewandt, so erscheint das depressive Geschehen als eine spezifische Störung des Gleichgewichts, ohne dass allerdings schon klar ist, welche Hierarchieebenen in welcher Weise aus dem Gleichgewicht gebracht sind. Ebenso ungeklärt bleibt zunächst, wie sich die verschiedenen Ebenen gegenseitig beeinflussen bzw. wie sie miteinander verbunden sind. Der Zauberbegriff der Emergenz, der dafür in der Systemtheorie herangezogen wird, übertüncht hier wohl mehr, als er erklärt (Fuchs 2010). Auch die Depressionsforschung muss sich vorerst damit begnügen, einzelne Ebenen, z. B. die molekulare oder die Beziehungsebene, isoliert zu untersuchen. Erst wenn die Verhältnisse und Störungen der einzelnen Ebenen analysiert sind, können in einem zweiten Schritt (über Korrelationen) Zusammenhänge zwischen den verschiedenen Systemebenen postuliert und in einem weiteren, noch später zu erfolgenden Schritt Wechselwirkungen dieser Ebenen untersucht werden. Derzeit verfügen wir aber erst über begrenzte Erkenntnisse, die sich im Wesentlichen auf einzelne, isoliert untersuchte Ebenen beschränken. Das heißt aber auch, dass die daraus schon heute abgeleiteten Auswirkungen auf weitere Ebenen weitgehend hypothetisch sind. Das gilt gerade auch für neurowissenschaftliche Hypothesen, die heute hoch im Kurs stehen. Es wird meist postuliert, dass von Veränderungen auf der molekularen oder geweblichen Ebene Rückschlüsse auf die Beziehungs- oder Personebene gezogen werden können, ohne dass kausale Zusammenhänge dieser Systemebenen genauer bekannt wären. Als spezifische und isolierte Veränderungen einer bestimmten hierarchischen Systemebene verdienen sie aber Interesse, auch wenn keine Extrapolation auf andere Ebenen vorgenommen wird. Die bestuntersuchten und wichtigsten Veränderungen einzelner Systemebenen werde ich in Kapitel 3 zusammenfassen.

1.4 Person

Das bio-psycho-soziale Modell von Engel (1976) benutzt zwar auch den Person-Begriff, doch meines Erachtens in einer reduktionistischen Weise. Die Person wird nämlich auf Physiologie und Verhalten eines Menschen reduziert, als ob er über keinen Erlebensraum verfügen würde. In ▶ **Abb. 3** ist dieser Kritik bereits Rechnung getragen, indem neben Physiologie und Verhalten aus der Außensicht (genauer der Perspektive der dritten Person) auch das leib-seelische Erleben aus der Innensicht (der Perspektive der ersten Person) Berücksichtigung findet. Schon Egger (2008) hat das Modell von Engel insofern erweitert, als er – dem philosophiegeschichtlichen Gebrauch des Wortes „Person" entsprechend – auch das Erleben in den Person-Begriff einbezog. Nach meinem Verständnis kann von einer Person ohne Berücksichtigung des subjektiven Erlebensraums eines Menschen – mithin der Perspektive der ersten Person – nicht gesprochen werden. Ich halte dafür, dass eine Person dadurch ausgezeichnet ist, dass sie gerade nicht vollends objektiviert und zu einer Sache gemacht werden kann. Der Mensch als Person ist mehr als sein Bild, das er oder andere von ihm machen. Es ist ihm ein (selbst) bewusstes Erleben eigen, das überhaupt erst die Voraussetzung für jede Erkenntnis bildet.

Was aber das bio-psycho-soziale Modell (insbesondere auch in der erweiterten Form) zu Recht betont, ist der Umstand, dass die Person als eigene Ebene zu behandeln ist. Als solche geht sie weder im Mikrokosmos der Atome und Moleküle, noch im Makrokosmos der Kultur und Gesellschaft auf und weist eine eigene Dynamik auf. Die Person ist im Zwischenbereich von

Mikro- und Makrokosmos angesiedelt, in enger Nachbarschaft zur Zweier-
beziehung und Familie. Tatsächlich kann die Person nicht als Einzelwesen
gedacht werden. Sie setzt andere Personen für ihre Entwicklung voraus. Wenn
Martin Buber (1962, S. 15) sagt: „Ich werde am Du", so gilt das für die
personalen Entwicklungen in früher Kindheit wie wohl auch für die Mensch-
heitsentwicklung generell. Nach dem Säuglingsforscher Daniel Stern (1998)
kommt das „du bist" vor dem „ich bin". Oder anders gesagt: Die Subjektivität setzt eine primäre Intersubjektivität bzw. eine intersubjektive Matrix
voraus.

Nach R. Spaemann, der sich als Philosoph in seinem anspruchsvollen Buch
„Personen" (1996) besonders intensiv mit dem Person-Begriff beschäftigt hat,
ist Personalität eine Existenzweise und kein Etwas. „Es gibt keine Eigenschaft,
die ‚Personsein' hieße" (S. 14). In diesem Sinne gibt es auch kein Ich als solip-
sistisches oder sich selbst organisierendes Ego, sondern nur ein intersubjektiv
angelegtes Bewusstsein, das sich als eigene Person wahrnimmt. Es ist kein
Zufall, dass der Person-Begriff aus der Auseinandersetzung mit der christlichen
Trinitätslehre entstanden ist. Dort diente er als Erklärung dafür, dass Gott
mehrere Realisierungen, sprich „Personen", umfassen kann und doch eine
Einheit ist. Auch im säkularen Sinne kann das Bewusstsein letztlich nicht ego-
ifiziert werden, auch wenn es jedem einzelnen Menschen persönlich gegeben
ist. Die Person setzt ein Angesprochenwerden und Antworten voraus. Sie ist
in aller Einmaligkeit und einzigartigen Selbstgehörigkeit immer auf andere
bezogen. Erst der verbale oder averbale Dialog lässt das Persönliche in seiner
Eigenart hervortreten. Deshalb kann Spaemann sagen: „Personen gibt es nur
im Plural" (ebd. S. 248).

Dieser kurze philosophiegeschichtliche Ein- und Rückblick macht deutlich,
dass Person etwas grundsätzlich anderes meint als das, was man heute in der
„personalisierten Medizin" darunter versteht. Da erhält die Person genetische
oder molekulare Eigenschaften, die sie charakterisieren sollen (▸ **Kap. 2.3**).
Wenn ich in diesem Buch das Wort „Person" verwende, so spreche ich damit
eine Unverfügbarkeit des Menschen (auch zu medizinischen Zwecken) an.
Das personale, aber intersubjektiv eingebettete Bewusstsein ermöglicht dem
Menschen, zu seinem Körper, seinen Gefühlen und seinem Denken Stellung
zu beziehen. Darin liegt seine Größe, aber auch seine Problematik, weil sich
dadurch unter den mikro- und makrokosmischen (Stör-)Einflüssen die Möglichkeit ergibt, sich selbst und andere in Frage zu stellen und damit in ein
Ungleichgewicht zu geraten. Das dürfte die Hauptquelle modernen Leidens
sein.

19

1.5 Das Ringen um Gleichgewicht an einem Beispiel

Depression, *Gleichgewicht* und *Person* stellen Schlüsselbegriffe dar, die ich in diesem Buch miteinander verknüpfen und in einen größeren Zusammenhang bringen will. Wie stark sie zusammengehören, möchte ich an einem Beispiel illustrieren. Es kann zeigen, wie eine Person durch ein höchst belastendes Ereignis aus dem Gleichgewicht geworfen wird und wie es ihr aufgrund der Umstände nicht immer möglich ist, dem einsetzenden Zusammenbruch allein mit „gesundem Coping" und ganz ohne „depressives Bremsmanöver" Einhalt zu gebieten. Depressive Phänomene sind jedoch von der betroffenen Person als etwas zu akzeptieren und zu verstehen, das nicht schadlos übergangen werden kann.

Frau L. hat ihren Mann nach 34 Ehejahren durch einen Sekundenherztod verloren. Als Ärztin versuchte sie ihren in der Wohnung zusammengebrochenen Mann noch zu reanimieren. Das zugezogene Notfallteam konnte nach weiteren Reanimationsversuchen nur noch den Tod des knapp 60-jährigen Kaufmanns feststellen.

Sein Herztod trat völlig überraschend aus bester Gesundheit ein. Für die 55-jährige Frau bedeutete der Tod ihres Mannes den Zusammenbruch ihres Lebensentwurfs und ihrer Zukunftsvorstellungen. Sie hatte für mehr als drei Jahrzehnte ihr Leben mit ihrem Mann geteilt. Ihre Ehe war kinderlos geblieben. Umso mehr richtete sie sich auf ihren Mann aus. Sie fühlte sich von ihrem Mann gut verstanden und erlebte sich und ihren Mann als Paar, das sich gut ergänzte. Beide waren in ihrer jeweiligen beruflichen Tätigkeit erfolgreich. Ihren Wohnort wählten sie so aus, dass er zwischen den beiden Städten lag, in denen sie tätig waren, um auch in dieser Hinsicht einen „Verlierer" auszuschließen. Kurz: Frau L. und ihr Mann hatten eine partnerschaftliche und emotional erfüllte Beziehung, wie sie nicht so häufig anzutreffen ist. Ihr Mann gehörte unhinterfragt und selbstverständlich zu ihrem bisherigen Leben, auch wenn sie als praktizierende Ärztin durchaus selbständig, kompetent und wo nötig mit Durchsetzungsfähigkeit arbeitete. Umso mehr warf sie der Sekundenherztod ihres Mannes aus dem Gleichgewicht.

Lebensgeschichtlich wuchs Frau L. in Norditalien als jüngeres von zwei Kindern in einer Kaufmannsfamilie mit engem Zusammenhalt auf. Sie war ein Wunschkind, das eher streng, aber auch liebevoll behandelt wurde.

Rückblickend erinnert sich Frau L. einer weitgehend unbeschwerten Kindheit und Jugendzeit. Nach guten Schulleistungen schloss sie das folgende Medizinstudium mit sehr guten Noten ab. Da sie bereits zu Beginn des Studiums ihren späteren Ehemann kennenlernte und ihn früh mit 22 Jahren heiratete, blieb sie nie allein auf sich gestellt. Ihre Ehe schloss sich nahtlos an die beschützende Herkunftsfamilie an.

Auf diesem Lebenshintergrund traf sie der überraschende Tod ihres Mannes besonders hart. Sie verlor ihr seelisches Gleichgewicht und fühlte sich durch nichts mehr gehalten. Es blieb ihr zwar erspart, nach dem Tod ihres Mannes ambivalente Gefühle zu entwickeln, sodass sie ihrer Trauer ungehindert durch Wut oder Ärger freien Lauf lassen konnte. Doch war sie nach einer ersten Phase des Erstarrens und der Benommenheit, in der ihr die aktuellen Lebensumstände wie ein Traum erschienen, in der Realität umso härter mit ihrem Alleinsein konfrontiert. Ein Leben ohne Zweisamkeit mit ihrem Mann erschien ihr unvorstellbar. Sie sagte: „Ich lebe in der Hölle, aber nicht im Dunkeln, sondern in größter Klarheit. Es ist mir, als habe man meinen Mann von mir abgeschnitten oder als wäre mir die Haut abgezogen worden. Ich fühle mich nur als blutendes Fleisch." Ihr Alleinsein riss gleichsam auf Schritt und Tritt eine schmerzhafte Wunde auf. Bei allem, was sie im Alltag tat, fehlte ihr ihr Mann, etwa wenn sie von der Arbeit nach Hause kam, wenn sie zu Hause kochte und ass, wenn sie im Garten arbeitete oder wenn sie einfach Zeitung las und sich mit ihrem Mann nicht über das Gelesene austauschen konnte. Auf immer neue Weise vermisste sie ihn. Die Konfrontation mit dieser neuen, für sie dramatischen Wirklichkeit machte ihr Angst, sodass sie zeitweise Herzrasen verspürte und wenige Male in ausgeprägte Panikzustände geriet. Immer wieder litt sie auch an Intrusionen, nämlich an sich aufdrängenden Erinnerungen, wie sie ihren sterbenden Mann zu reanimieren versuchte. Die Welt war für sie im wahrsten Sinne des Wortes leer geworden. Auch sie selbst fühlte sich hoffnungs- und orientierungslos. Die auf eine unkomplizierte Art gläubige Frau L. fragte sich immer wieder: „Was soll ich denn auf dieser Welt noch?" Dabei war sie nicht nur zutiefst traurig, sondern wurde wenige Wochen nach dem Tod ihres Mannes auch antriebsarm, interesselos und bedrückt. Sie befürchtete, mit ihrer Situation nicht zurechtzukommen, sie nicht mehr auszuhalten. Trotz großer Erschöpfung fand sie nur zerhackten Schlaf und wurde inappetent. Diese depressiven Symptome veranlassten sie, nach ca. einem Monat therapeutische Hilfe in Anspruch zu nehmen.

In den Gesprächen mit der Patientin gewann ich den Eindruck einer gut strukturierten, intelligenten und introspektionsfähigen Persönlichkeit. Sie war mit einem tragischen Verlust konfrontiert, nachdem sie zuvor in ihrem Leben von Schicksalsschlägen weitgehend verschont geblieben war. Sie reagierte darauf mit großer Traurigkeit, zeigte aber auch Symptome, welche die Kriterien einer leichten bis mittelschweren depressiven Episode erfüllten und mit Angstattacken einhergingen. Diagnostisch konnte nach ICD-10 nicht von einer komplizierten Trauerreaktion ausgegangen werden, weil das Vorliegen einer depressiven Episode eine solche Anpassungsstörung ausschließt (was Horwitz und Wakefield 2007 zu Recht kritisieren).

Der therapeutische Verlauf war günstig. Zwar neigte Frau L. aufgrund ihrer Leistungsorientierung dazu, sich für ihre Trauer nicht genügend Zeit zu nehmen und sich ihrer Tränen zu schämen. Umso wichtiger war es für sie, ihr Weinen mit therapeutischer Hilfe als Ausdruck ihrer Lebendigkeit zu verstehen – gleichsam als vitalisierende Gefühlskraft gegen die drohende depressive Devitalisierung. Ihre depressiven Symptome klangen innerhalb weniger Wochen ab, wobei auch ein niedrig dosiertes sedierendes Antidepressivum zur Behandlung der Schlafstörung eingesetzt wurde.

Als hilfreich beurteilte Frau L. vor allem, dass in der Therapie ihr schmerzhaftes Erleben gehört und akzeptiert wurde und dass sie dadurch – wie dank der begleitenden Bewegungstherapie und von Qi Gong – sich selbst wieder besser spüren und annehmen konnte. Auch habe sie durch das Erzählen etwas Abstand vom Geschehenen nehmen können. Am wichtigsten wäre es für sie gewesen, trotz Ausnahmesituation und Verzweiflung „als Person, so wie ich bin" ernst genommen und in ihren positiven Erinnerungen gestärkt worden zu sein.

1.6 Zum Aufbau des Buches

Das Buch ist in elf Kapitel unterteilt, die so geschrieben sind, dass jedes für sich gelesen werden kann. Die wenigen Redundanzen zwischen den Kapiteln dürften zur leichteren Lesbarkeit beitragen. Mit dem gleichen Ziel eines einfacheren Lesens wird auch auf die konsequente Nennung von männlichen und weiblichen Formen verzichtet. Unter Patienten, Therapeuten etc. sind also immer auch Patientinnen und Therapeutinnen eingeschlossen.

Das Buch beginnt mit grundsätzlichen Fragen – wie sie auch in dieser Einführung gestellt wurden. Je weiter es fortschreitet, desto mehr stehen praktische Probleme im Vordergrund.

So wird im zweiten Kapitel die evidenzbasierte Depressionsbehandlung der personbezogenen gegenübergestellt, ohne dass daraus eine Entweder-oder-Entscheidung wird. Allerdings ist die empirische Vergleichbarkeit verschiedener Patientengruppen dadurch eingeschränkt, dass die aktuellen Depressionskriterien (und die Kriterien ihrer Subtypen) groben Einteilungsmustern entsprechen. Der heutigen diagnostischen Vereinheitlichungstendenz ist denn auch ein Differenzierungsbestreben entgegenzusetzen. In gleicher Weise wird diskutiert, inwieweit die vorherrschende Pathologisierung und Verdinglichung durch salutogenetische und personale Aspekte ergänzt werden müssen. Denn der depressive Patient ist nicht nur ein Objekt, sondern auch eine Person, die um ihr Gleichgewicht ringt.

Im dritten Kapitel werden depressive Subtypen behandelt, die mit besonderen Verletzlichkeiten für eine Gleichgewichtsstörung einhergehen und besonderer therapeutischer Interventionen bedürfen.

Im vierten Kapitel stelle ich ein zirkuläres Depressionskonzept vor, das die heutige empirische Datenlage einbezieht, aber auch das Ringen der einzelnen Person berücksichtigt. Es zeigt auf, wie es zum depressiven Gleichgewichtsverlust in bio-psycho-sozialer Hinsicht kommen kann und welche Stadien dabei durchlaufen werden. Dieses Konzept eignet sich dank seiner Pragmatik besonders als Grundlage für therapeutische Entscheidungen.

Die eigentlichen Behandlungsaspekte kommen ab dem fünften Kapitel zur Sprache. Im fünften Kapitel benütze ich zunächst das zirkuläre Depressionskonzept, um die Ansatzpunkte der Depressionsbehandlung systematisch darzustellen und aufzuzeigen, wie der Einsatz verschiedener therapeutischer Mittel u. a. vom Schweregrad der Depression abhängig zu machen ist. Besonderes Gewicht lege ich auf den therapeutischen Umgang mit der depressiven Aktionshemmung, die wie ein Trauma erfahren werden kann.

Die folgenden Kapitel sind dann besonderen psychotherapeutischen Fragestellungen gewidmet:

- das sechste Kapitel der therapeutischen Beziehungsgestaltung, die wiederum stark vom Bindungsverhalten der Patienten (und Therapeuten) abhängt;
- das siebte Kapitel dem Umgang mit Scham, weil die Berücksichtigung dieses Selbstgefühls die Entwicklung eines depressiven Menschen maßgeblich erleichtern oder erschweren kann;
- das achte Kapitel dem „Selbst"-Konzept verschiedener Therapieansätze und damit zusammenhängender Missverständnisse;

2 Evidenzbasierte oder personbezogene Depressionsbehandlung – eine komplementäre Gegenüberstellung

Die heutige Psychiatrie und Psychotherapie sind darum bemüht, mit Gruppenvergleichen die Wirkung einer bestimmten therapeutischen Maßnahme zu überprüfen. Das ist im Falle der Pharmakotherapie methodisch insofern relativ einfach möglich, als ein Wirkstoff (Verum-Präparat) gegen ein Scheinpräparat (Placebo) oder gegen einen anderen Wirkstoff unter Verblindung des Patienten wie des Arztes, also doppelblind, verabreicht werden kann. Solche kontrollierten, doppelblinden Versuchsanordnungen sind bei psychotherapeutischen Vergleichsstudien nicht möglich. Hier wissen Patient und Arzt immer, welche Intervention zur Anwendung kommt. Infolgedessen wurde von pharmakotherapeutischer Seite manchmal argumentiert, dass Psychotherapien nicht in gleicher Weise mit Pharmakotherapien verglichen werden könnten, wie es möglich sei, eine medikamentöse Behandlung gegen eine andere doppelblind zu vergleichen.

Dem ist allerdings beizufügen, dass aufgrund von Nebenwirkungen und anderer Auswirkungen eines Medikaments die doppelte Verblindung von Patient und Arzt auch bei Medikamentenstudien nicht immer gegeben ist. So erhöht sich der Placeboeffekt, wenn sogenannte „aktive Placebos" verwendet werden, die mit einem Nebenwirkungen erzeugenden Stoff wie Atropin angereichert sind. Ein Wirkungsunterschied zwischen Antidepressivum und Placebo ist dann schwieriger und manchmal überhaupt nicht nachzuweisen (Kirsch 2011).

2.1 Evidenzbasierte Medizin und ihre Grenzen

Die Aufwertung doppelblinder, randomisierter Studien hat in den letzten Jahrzehnten in der sog. „evidenzbasierten Medizin" dazu geführt, den statistischen Befunden von Gruppenvergleichen eine höhere Aussagekraft zuzuschreiben als den Erfahrungswerten von Therapeut und Patient. Diese Haltung ist insofern verständlich, als die Selbstüberschätzung einzelner Psychiater und Psychotherapeuten zu Fehleinschätzungen bestimmter psychotherapeutischer Methoden geführt hat. Aber auch die evidenzbasierte Psychiatrie kann – wie die eminenz-

oder prominenzbasierte – zu Fehleinschätzungen führen, wenn z. B. statistische Methoden zum Einsatz kommen, die zur Lösung komplexerer Problemstellungen ungeeignet oder ungenügend sind.

So hat sich etwa eingeschlichen, den Erfolg einer Behandlung an der Differenz des Mittelwertes verschiedener Therapiegruppen abzulesen. Im Falle der Depressionsbehandlung wurde etwa auf die mittlere Punktzahl im Beck-Depressionsfragebogen oder im Hamilton-Rating-Verfahren abgestellt. Demgemäß wurde einer Behandlung der Vorrang gegeben, die im Gruppenvergleich zu einer signifikanten Senkung der Depressionstiefe – gemessen am Durchschnittswert der genannten Verfahren – führen. Vielfach musste aber eine sehr große Zahl von Depressionskranken in die Vergleichsstudien eingeschlossen werden, um angesichts geringerer Differenzen überhaupt statistisch signifikante Unterschiede zu finden. Damit wurde aber die Aussagekraft solcher Studien für den einzelnen Kranken weiter eingeschränkt, umso mehr, als sich die Depressionsproblematik der untersuchten Menschen von Fall zu Fall unterscheidet.

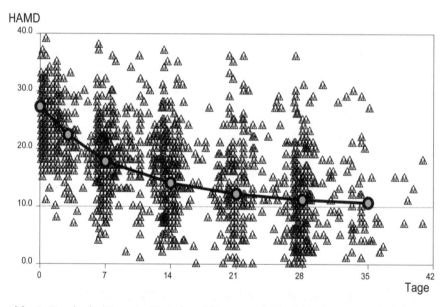

Abb. 4: Durchschnittswerte (Kreise) und Streuung der Individualwerte (Dreiecke) gemäß Hamilton-Depressions-Interview (HAMD) bei 437 Patienten mit depressiver Episode im Verlauf einer 6-wöchigen Behandlung mit dem Antidepressivum Moclobemid (nach Stassen)

Je komplexer ein Problem ist und je stärker sich der Krankheitsverlauf (bzw. das Ansprechen auf eine Therapie) zwischen den einzelnen untersuchten Personen unterscheidet, desto irreführender sind Durchschnittswerte, die von einem „Durchschnittsdepressiven" ausgehen (▶ **Abb. 4**). Gerade der Durchschnittsdepressive lässt sich aufgrund der Vielfalt von Depressionsproblemen in der Realität aber nicht finden.

Mit diesen Bemerkungen möchte ich die grundsätzliche Bedeutung statistischer Verfahren keineswegs in Frage stellen. Aber statistische Untersuchungen – selbst diejenigen von Metaanalysen – bedürfen ebenso der kritischen Bewertung wie die Erfahrung eines Einzelnen. Um Lösungen für komplexe Problemstellungen zu finden, reichen einfache statistische Verfahren allein in der Regel nicht aus. Die Komplexitätsreduktion solcher Verfahren ist zwar verführerisch, doch leider wenig rational. Besser scheint es, die einzelne Person mit ihren Bedürfnissen, Ressourcen und Schwierigkeiten vor Augen zu haben und dabei auch die Befunde statistischer Gruppenvergleiche zu berücksichtigen, ohne diese absolut zu setzen. Bei einem solchen Vorgehen ist so etwas wie Weisheit gefordert, wenn Weisheit „die Bewährung im Umgang mit Komplexität ist" (Scobel 2011, S. 166). Therapeutische Kunst setzt zwar fachliche Kompetenz – auch das Wissen um statistische Verhältnisse – voraus, schließt aber vieles andere mit ein, etwa Einfühlungs- und Kommunikationsfähigkeit, persönliche Reife oder Lebenserfahrung und nicht zuletzt zwischenmenschliches Vertrauen und Akzeptanz des Hilfesuchenden.

Die folgenden drei Kapitel behandeln in grundsätzlicher Weise – mit Berücksichtigung von Gruppenvergleichen – die therapeutischen Möglichkeiten sowie deren Einschätzung bei bestimmten Symptomen und Krankheitsverläufen. In den weiteren Kapiteln gehe ich dann auf therapeutische Herausforderungen, die stärker personbezogen sind, vertieft ein.

2.2 Rückkehr zum Individuum

Nachdem längere Zeit die therapeutischen Leitlinien recht uniform bzw. wenig differenziert waren, wird heute wieder besser gesehen, dass sich depressive Menschen in ihrer Persönlichkeit, Biographie und Biologie unterscheiden. Das hat mit zwei Entwicklungen zu tun. Die eine wurde durch die kritische Analyse von Placebo-kontrollierten Antidepressiva-Studien (z. B. Khan et al. 2002, Kirsch et al. 2008) ausgelöst. Wenn nämlich nicht nur die von den Pharmafirmen publizierten Studienergebnisse, sondern möglichst alle eingeleiteten und durchgeführten Placebo kontrollierten Doppelblindstudien in Metaanalysen zusammengefasst werden, zeigt sich, dass bei leichten bis mittelschweren Depressionen zwischen Placebo- und Antidepressiva-Wirkung kaum ein statistisch relevanter Unterschied auszumachen ist. Untersuchungen an meiner früheren

Klinik haben Analoges ergeben (Stassen et al. 2002). Aus solchen Studien mit negativem Ausgang kann aber nicht geschlossen werden, dass viele der mit Antidepressiva Behandelten mit einer leichten oder mittelschweren Depression davon nicht profitierten. Manche haben mehr, einige weniger und die meisten haben gleich viel profitiert, als wenn sie allein mit Placebo behandelt worden wären. (Das ist übrigens nicht wenig, weil über 30 % der mit Placebo behandelten Menschen eine Besserung erfahren.) Die kritischen Befunde von Kirsch et al. (2008) haben jedoch die früher überbewerteten Mittelwertvergleiche auch von kontrollierten Doppelblindstudien relativiert. Plötzlich wurde wieder vermehrt gesehen, dass die Streuung oder Varianz solcher Studienbefunde enorm ist (▶ **Abb. 4**) und ein einzelner Patient von den errechneten Mittelwerten stark abweichen kann oder sogar zu einer Subgruppe gehören kann, bei der das Medikament im Vergleich zu Placebo eher nachteilig ist.

So haben z. B. der Münchner Psychiater H. J. Möller und seine Arbeitsgruppe kürzlich knapp und präzis festgehalten: „Für die klinische Relevanz der Wirksamkeit von Antidepressiva sollten jedoch nicht nur Mittelwertsunterschiede einer Depressionsskala, sondern vielmehr auch die Beurteilung des Nutzens für den einzelnen Patienten im Fokus stehen" (Damm et al. 2009, S. 515).

Diese Rückkehr des Individuums in den wissenschaftlichen Diskurs wird durch eine andere Entwicklung unterstützt, die zum Begriff der „personalisierten Medizin" geführt hat. Es handelt sich dabei um die Beobachtung, dass das Ansprechen auf einzelne Medikamente stark von der individuellen genetischen Disposition abhängt. Dieser Zusammenhang von genetischer Ausstattung und pharmakologischer Wirkung wurde zunächst in der somatischen Medizin, vor allem in der Onkologie, beobachtet. So konnte bei bestimmten, aber bei weitem nicht bei allen Personen mit einer definierten Brustkrebsart ein Wachstumsfaktor bzw. dessen Rezeptor (HER2) ermittelt werden, der bei diesen Kranken gezielt mit einem Medikament gebremst werden kann (Hind et al. 2007). Die Behandlung mit diesem Pharmakon, das einen Wachstumsfaktor bzw. dessen Andockstelle hemmt, ist insofern individualisiert, als sie eben nicht bei allen Menschen mit einem Mammakarzinom möglich und auch sinnvoll ist. Deshalb setzt die individualisierte Therapie des Mammakarzinoms eine molekulare Diagnostik voraus, um gezielter behandeln zu können.

2.3 Missverständliche „personalisierte Medizin"

Grundsätzlich geht die „personalisierte Medizin" von der Beobachtung aus, dass Patienten mit identischer Diagnose auf die Behandlung mit dem gleichen Medikament unterschiedlich ansprechen können. Während sich die Behandlung für einen Patienten als gut wirksam erweist, mag sie für einen anderen nicht die gewünschte Wirkung erzielen. Individuelle Merkmale, die teils mit der Krankheit zusammenhängen, teils unabhängig von ihr sind, beeinflussen die Wirkungsweise der Medikamente. Verordnet man nun aber allen Patienten mit derselben Diagnose die gleiche Therapie, so wird man diesem individuellen Unterschied nicht gerecht. Ganz generell kann die „personalisierte Medizin" als ein Ansatz verstanden werden, der die vertiefte Kenntnis individueller Unterschiede der molekularen Grundlagen von Krankheiten nutzt, um Medikamente gezielter einzusetzen.

Wie schon in der Einführung angedeutet, ist allerdings der Begriff „personalisierte Medizin" missverständlich, wenn nicht irreführend. Denn abgesehen davon, dass es sich bei den angeführten Differenzierungen immer noch um Gruppen- bzw. Subgruppenunterschiede handelt, geht es um die Berücksichtigung genetischer Teilaspekte eines Individuums und nicht um die Person mit ihrem unteilbaren, subjektiven Erleben (aus der Perspektive der ersten Person). Mit anderen Worten wird in der „personalisierten Medizin" die Person als ein objektivierbares und instrumentalisierbares Etwas behandelt und nicht, wie der Begriff philosophiegeschichtlich vorgibt, als ein Jemand, der nicht auf eine Sache oder auf eine Eigenschaft reduziert werden darf. In den letzten Jahren wurde der Begriff der „personalisierten Medizin", die besser individualisierte Medizin hieße, vor allem vom Münchner Depressionsforscher Florian Holsboer auf die Psychiatrie übertragen und für die Depressionstherapie angewandt (Holsboer 2009). Holsboer kann zwar keine Gentherapie vorschlagen, die auf krankheitsverursachende Gene wirken würde, wie das in der Onkologie geschieht. Denn Kandidatengene für die Depression (wie das S-Allel des Serotonin-Transporter-Gens oder das K-Allel des tryptophanen Dehydrogenase-Gens, die einen Einfluss auf die Amygdala-Aktivität haben) erklären alleine weniger als 5 % der Varianz depressiver Störungen (Maier 2004). Holsboer geht aber davon aus, dass Antidepressiva bei vielen Menschen ungenügend oder gar nicht wirken, weil sie bei diesen Menschen die Blut-Hirn-Schranke in ungenügendem Ausmaß überwinden. Da nun aber die Blut-Hirn-Schranke von bestimmten Genen (vom ABCB-1-Genotyp) beeinflusst wird, kann durch Bestimmung dieser Gene auch ermittelt werden, ob ein bestimmtes Medikament bei einem einzelnen Menschen zum Wirkungsort gelangt oder eben nicht. Tatsächlich erwies sich in ersten Versuchen die Wirkung eines bestimmten Antidepressivums vom Durchdringen der Blut-Hirn-Schranke abhängig. Holsboer sieht das als ersten Schritt in Richtung „personalisierte Therapie" der Depression und erhofft sich durch Gentests eine individualisierte und erfolgreichere Antidepressiva-Behandlung.

Doch stellt sich die Frage, ob Depressionen tatsächlich nur eine kollektive Normabweichung darstellen, für die antidepressive Substanzen, wenn sie denn ausreichend zum Gehirn gelangen, die adäquate Therapie sind. Viele Hinweise sprechen dagegen.

Zum einen greifen Antidepressiva je nach Stoffgruppe in unterschiedlicher Weise in den Hirnmetabolismus ein, haben aber im Gruppenvergleich weitgehend den gleichen antidepressiven Effekt. Zum andern ist die Wirksamkeit aller Antidepressiva davon abhängig, ob leichtere oder schwerere Depressionen untersucht werden.

„One fits all" mag für Mützen gelten, aber nicht für antidepressive Therapien. Die Depression hat viele Gesichter, ebenso sind unsere Gehirne individuell. Hinzu kommen unsere Lebensgeschichten und deren persönliche Verarbeitungen, die unsere Reaktionsweise mitbestimmen – all dies verweist trotz Globalisierung auf ganz unterschiedliche Problemstellungen.

Am persönlichsten zeigt sich der Mensch in seinem Erleben. Deshalb kann sich eine personbezogene Behandlung nie nur auf das Objektivierbare, von außen Feststellbare beschränken, sondern muss neben dieser Perspektive der dritten Person auch und vor allem die Perspektive der ersten Person, das subjektive Erleben, einbeziehen. Das hat schon bei der Diagnostik zu beginnen. So wichtig für die Forschung operationalisierbare Kriterien sind, so bedeutsam sind für die Therapieindikation auch das persönliche Erleben und die Intersubjektivität (Küchenhoff 2006). In der personbezogenen Depressionstherapie ist der Therapeut nie nur Beobachter oder Handelnder, sondern immer auch Beteiligter. Personalität und ihre Entwicklung hat nicht nur in der Kindheit mit Interpersonalität (mothering and fathering) zu tun, sondern auch in der Therapie und ganz besonders in der Psychotherapie. Deshalb hat auch die Verhaltenstherapie zu Recht nach der klassischen Verhaltenslehre eine kognitive und emotionale Wende erfahren und ist zurzeit sogar daran, sich mit einer spirituellen Wende auseinanderzusetzen. Vom persönlichen Erleben und von der interpersonalen Dimension abzusehen, führt in eine Abstrahierung hinein, die vom Menschen als Person absehen muss. So wichtig der reflexive Schritt zurück zur Analyse auch ist, er braucht ebenso die ständige Bewegung des Hin zum Erleben.

2.4 Dimensionaler versus kategorialer Ansatz

In der Auseinandersetzung mit dem depressiven Geschehen und Erleben kristallisieren sich sowohl aktuell wie historisch drei Fragen heraus, die immer wieder auftreten und auch schon im vorangegangenen Text anklingen: Wie einheitlich oder different sind depressive Phänomene? Wie pathologisch oder physiologisch bzw. sinnvoll sind sie? Inwieweit steht in der Behandlung die Krankheit oder der Mensch im Zentrum? Jeder dieser Fragen können zwei Gegensätze zugeordnet werden:

- Vereinheitlichung versus Differenzierung,
- Pathologisierung versus Salutogenese,
- Sache versus Person.

Diese Gegenüberstellung scheint Ja/Nein-Antworten herauszufordern. Der dualistische Ansatz ist jedoch nicht die einzig mögliche Lösung. Die aufgeführten Gegensätze können sich auch komplementär ergänzen und polare Endpunkte eines Kontinuums bilden. Dann werden sie nicht als sich ausschließende Kategorien verstanden, sondern als Pole, die eine Dimension begründen. Ein solches dimensionales Verständnis macht es möglich, depressive Phänomene in ein Fließgleichgewicht einzuordnen. Je nach Krankheitsstadium und persönlicher Situation liegen sie näher bei einem der jeweiligen Pole, aber nie so, dass der andere ganz ausgeschlossen ist.

Für diese Anschauung spricht, dass sich historisch das Depressionsverständnis immer zwischen den genannten Polen hin und her bewegt hat. So hat eine gleichsetzende Unifizierung depressiver Phänomene stets nach einer differenzierenden Aufteilung gerufen und umgekehrt. Der Münster Psychiater Rainer Tölle bemerkt zu Recht: „Unizistische und differenzierende Krankheitsmodelle standen sich in der Psychiatriegeschichte immer wieder gegenüber, auch in fruchtbarer Auseinandersetzung. Die eine Version ergab sich jeweils aus dem Widerspruch gegen die andere, ohne dass je eine allgemein überzeugende Entscheidung getroffen werden konnte, in der heutigen Depressionslehre nicht anders als bezüglich der Psychosekonzeptionen im 19. und 20. Jahrhundert" (Tölle 2000, S. 119).

Nachdem in der zweiten Hälfte des 20. Jahrhunderts das depressive Geschehen unter dem Begriff der depressiven Episode bzw. major depression weitgehend vereinheitlicht wurde, werden heute im 21. Jahrhundert die Unterschiede wieder vermehrt betont (► **Abb. 2**). Allerdings werden heute andere Differenzierungen gefunden als vor der Vereinheitlichungswelle, als noch endogene gegen psychogene Depressionen voneinander abgegrenzt worden waren. Diese Unterscheidung ist heute überwunden, weil zum einen Endogenität nach Schicksal riecht und sich der spätmoderne Mensch als autonom und selbstbestimmend versteht (▶ **Kap. 11** und Hell 2010c). Und weil zum anderen genetische Disposition und Umwelteinflüsse nicht voneinander zu trennen sind, sondern wie Schlüssel und Schloss zusammenpassen müssen (Levinson 2009).

Auch die Pole „pathologisch gegen sinn- und zweckhaft" lassen sich nicht so einfach gegeneinander ausspielen. Hier findet sich historisch ebenso eine Pendelbewegung von der einen zur andern Seite, wenn auch die Pathologisierung – oder im Mittelalter die Dämonisierung – meist die Oberhand hatte. Sowohl in der Antike wie in der Renaissance und schließlich in der Neuzeit wurde aber auch immer wieder auf die Zweck- oder Sinnhaftigkeit (mindestens leichterer) depressiver Störungen hingewiesen. Am bekanntesten ist das Aristoteles zugeschriebene Diktum geworden: „Warum erweisen sich alle außergewöhnlichen Männer in Philosophie oder Politik oder Dichtung oder den Künsten als Melancholiker – und zwar ein Teil von ihnen so, dass sie sogar von krankhaften Erscheinungen ergriffen werden?" Am Ende des Mittelalters haben Mystiker sich gegen die generelle Abwertung depressiver Verstimmungen in der damaligen Form der Akedia gewehrt und bestimmte depressive Erfahrungen religiöser Menschen als Durchgangsstadium zur „unio mystica" gesehen (vgl. Hell 2008, 2009a). Derzeit betonen evolutionsbiologische Psychiater die Zweckhaftigkeit depressiver Gestimmtheit (low mood) als Mittel, in ausweglosen Situationen möglichst wenig Schaden zu erleiden (Price 1988, Nesse 2000, s. auch meine Ausführungen im Kapitel 4.1). Schließlich durchzieht die Polarität von objektivierender und subjektivierender bzw. personaler Medizin die ganze Medizingeschichte, auch als sich ergänzendes Gegenüber von medizinischer und ärztlicher Kunst, also des Mediziners, der beobachtet und analysiert, und des Arztes, der teilhat und versteht (Schipperges 1988, Koelbing 1985).

Persönlich bin ich der Überzeugung, dass den guten Psychiater und Psychotherapeuten, der depressive Menschen behandelt, eine Ambiguitätstoleranz auszeichnet. Das heißt, dass er die Spannung zwischen Übereinstimmendem und Unterschiedlichem an depressiven Phänomenen, zwischen Pathologie und Sinnsuche und zwischen objektivierendem und personalem Zugang zu einem depressiven Menschen aushält.

Einer solchen Haltung kommt ein dynamisches Verständnis der Depression entgegen, das nicht vorschnell kategorisiert, sondern sowohl Übergänge vom Gesunden ins Kranke zulässt, wie auch die Möglichkeit unterschiedlicher, individueller Ausprägungen verschiedener Krankheitssymptome und -verläufe einbezieht. Ein solches dynamisches Depressionsverständnis, das die depressive Kernsymptomatik multidimensional auf der sozialen, psychologischen und biologischen Ebene als Gleichgewichtsstörung erfasst, stelle ich im übernächsten Kapitel ausführlicher dar. Es berücksichtigt den aktuellen Forschungsstand wie auch pragmatische Therapiebedürfnisse. Um aber kategoriale Divergenzen depressiver Probleme nicht einfach auszuschließen, sondern diese vor allem da, wo sie für die Therapie wesentlich sind, in die Diagnostik miteinzubeziehen, sollen zunächst – in einem Zwischenkapitel – einige besondere Erscheinungs- und Verlaufsformen depressiver Erkrankungen zur Sprache kommen. Dabei geht es mir vor allem darum, auf spezifische Verletzlichkeiten aufmerksam zu machen, denen depressive Menschen unterworfen sein können.

3 Ausgewählte Depressionsformen mit besonderen Verletzlichkeiten und ihre Behandlung

Bestimmte biologische und psychosoziale Voraussetzungen können dazu führen, dass ein Mensch sein seelisches Gleichgewicht leichter einbüßt und eine ganz bestimmte Depressionsform entwickelt. Zu diesen Voraussetzungen zählen genetische Dispositionen, aber auch biographisch erworbene Verletzlichkeiten und körperliche Erkrankungen. Aus therapeutischer Sicht ist vor allem auf drei Vulnerabilitäten hinzuweisen:

1. Die Disposition, depressiv *und* manisch zu reagieren (bipolare affektive Störung).
2. Die Neigung, auf Lichtmangel und andere biologische Schwankungen depressiv zu reagieren.
3. Die Komorbidität mit anderen psychischen und somatischen Störungen.

3.1 Bipolare affektive Störungen

Bipolare affektive Störungen – früher manisch-depressive Erkrankungen genannt – weisen eine besonders große Dysregulationsneigung auf. Menschen mit bipolaren affektiven Störungen sind also einem erheblich größeren Risiko als rein depressive Menschen ausgesetzt, immer wieder das affektive Gleichgewicht zu verlieren – und zwar nicht nur auf die manische Seite, sondern häufiger auch auf die depressive Seite. Diese eminente Gefahr eines Balanceverlustes wie auf einer Schaukel zeigt sich in vermehrten (aber oft kürzeren) Krankheitsepisoden und psychotischen Krisen wie auch in stärkerer Stimmungslabilität zwischen den Episoden und in einem früheren Krankheitsbeginn. Bipolar Kranke reagieren im Vergleich zu rein depressiven Menschen auch verstärkt auf Schlafentzug und scheinen in Provokationstests größere Schwierigkeiten zu haben, Stimmung und Cortisol-Spiegel zu kontrollieren bzw. auszugleichen (Übersicht bei Johnson et al. 2009). Sie dürften zudem für psychosoziale Belastungen empfindlicher sein als gesunde und rein depressive Menschen.

Neben genetischen und anderen biologischen Einflüssen (Übersicht bei Goodwin und Jamison 2007) erklärt sich ihr größeres Risiko, das affektive Gleichgewicht zu verlieren, mit einer erhöhten psychosozialen Verletzlichkeit infolge unterschiedlicher biographischer Einflüsse wie: Vernachlässigung oder Missbrauchserfahrungen in der Kindheit, andere belastende Lebensereignisse sowie mangelnde soziale Unterstützung. Diese statistisch gehäuften Entwicklungsbelastungen können zu einer Behinderung der emotionalen Reifung beitragen (Cohen et al. 2004). In verschiedenen psychometrischen Studien konnten bei bipolar erkrankten Menschen eine vermehrte affektive Unsicherheit, eine ausgeprägtere Selbstwertproblematik und erhöhte Neurotizismuswerte festgestellt werden. Diese statistischen Befunde erklären zumindest teilweise die erhöhte Verletzlichkeit für depressive Reaktionen von bipolar Kranken. Es scheint im Übrigen auch nicht möglich, Patienten mit bipolarer affektiver Störung Typus 2 scharf von Borderline-Patienten abzugrenzen. Vielmehr findet sich eine sehr erhebliche Überschneidung dieser Diagnosegruppen, wie eine noch unveröffentlichte Untersuchung der Psychiatrischen Universitätsklinik Zürich nachweist (Modestin, pers. Mitteilung).

In Abgrenzung zu rein depressiv erkrankten Menschen, bei denen sich die oben beschriebenen Persönlichkeitszüge etwas weniger gehäuft finden, scheinen bipolar affektive Kranke weniger durchstrukturierte Persönlichkeitsprofile zu haben. So heben sich bei ihnen positive und negative Selbstcharakterisierungen in gesunden und kranken Zeiten stärker voneinander ab als bei rein depressiv erkrankten Menschen. Die Selbstbeschreibungen von bipolar erkrankten Menschen erscheinen insgesamt weniger konsistent, was wiederum zu einer erhöhten Verletzlichkeit für affektive Dysregulationen in depressiver und manischer Richtung beitragen könnte (Übersicht bei Johnson et al. 2009).

Im Übrigen unterscheidet sich das Erscheinungsbild depressiver Episoden von bipolar erkrankten Menschen nur unwesentlich von demjenigen rein depressiver Menschen. Auch werden die depressiven Episoden ebenso häufig von belastenden Lebensereignissen (wie Verlust von Partner oder Arbeitsstelle, Krankheit oder Unfälle) ausgelöst. Diese negativen Lebensereignisse wirken sich wie bei rein depressiven Menschen vor allem dann depressogen aus, wenn die bipolaren Personen sich dadurch gedemütigt fühlen (▶ **Kap. 7.2**).

Im Gegensatz zur Auslösung depressiver Episoden sind die Auslöser für manische Phasen weit weniger bekannt und erforscht. Negative Lebensereignisse scheinen dabei jedenfalls eine vergleichsweise geringere Rolle zu spielen. Es ist aber möglich, dass sich bipolar erkrankte Menschen aufgrund ihrer geringeren negativen oder selbstkritischen Durchstrukturierung weniger Grenzen setzen, wenn sie z. B. bei Entkopplung ihres Lebensrhythmus (etwa durch Schlafentzug) einen Energiezuwachs verspüren. Bei vielen bipolar Kranken ist auffällig, wie sie einen manischen Energiezuwachs als Befreiung empfinden, als ob sie sonst als sehr rollenbewusste und soziotrope Menschen in engen Grenzen leben müssten (Johnson et al. 2009).

In der psychoanalytischen Literatur wurde der manische Zustand vor allem als Abwehr depressiven Erlebens interpretiert (Böker und Hell 2002). Doch bleibt die Auslösung manischer Episoden weitgehend ungeklärt – im Gegensatz zu den depressiven Episoden, bei denen die statistischen Zusammenhänge zwischen belastenden Lebensereignissen und Krankheitseintritt auch bei bipolar Kranken überaus gut belegt sind.

Deutliche Unterschiede zwischen bipolar und rein depressiv Kranken finden sich in genetischer Hinsicht. Familien- und Zwillingsstudien weisen auf eine größere genetische Belastung von bipolar Kranken hin (Goodwin und Jamison 2007). Allerdings wird die Expression von Genen immer auch durch biographische und soziale Einflüsse beeinflusst. So kann ein bestimmter Umgang mit Emotionen im Kindheits- und Jugendalter die genetische Expression beeinflussen und die Disposition zur bipolaren Erkrankung stärken oder schwächen. Sicher ist, dass die Diagnose einer bipolaren Störung weder aufgrund biologischer noch psychosozialer Befunde allein gestellt werden kann, sondern erst zu stellen ist, wenn Menschen depressive und manische Episoden durchgemacht haben.

Heute wird viel häufiger als früher bereits von einer bipolaren affektiven Erkrankung gesprochen, wenn nicht das Vollbild einer Manie (mit mindestens einwöchiger gehobener, expansiver oder gereizter Stimmung, inklusive dem Verlust sozialer Hemmungen) vorhanden ist, sondern nur sogenannte submanische Zustände (mit geringerer Euphorisierung ohne deutliche Einschränkung sozialen Verhaltens während mindestens vier Tagen). Allerdings weist dieser Typus 2 der bipolaren affektiven Störung in den Untersuchungen bisher eine weniger gute Reliabilität und Validität auf. So kann z. B. ein Zustand von Verliebtheit bereits die Kriterien einer Submanie erfüllen, wenn nicht auf den Kontext geachtet wird. Solche methodischen Probleme haben die Herausgeber des amerikanischen „Handbook of Depression" (Gotlib und Hammen 2009) dazu veranlasst, diesen zweiten Typus der bipolaren affektiven Störung nur am Rande zu behandeln. Auch die therapeutischen Konsequenzen dieses zweiten Typus sind noch bedeutend weniger gut untersucht als jene des klassischen Typus 1. Für diese klassische manisch-depressive Erkrankungsform – und wohl auch in geringerem Maße für den Typus 2 – ist in der Therapie von Depressionen darauf zu achten, dass Antidepressiva eine Manie (oder Submanie) auslösen können. Deshalb ist im Falle einer bipolaren Depression bei einer Therapie mit Antidepressiva Vorsicht am Platz. Bei leichterer Depression werden in der Regel Lithium oder Quetiapin als Medikamente der ersten Wahl empfohlen. Wenn insbesondere bei schweren Depressionen eine medikamentöse Therapie mit Antidepressiva nötig ist, sollte sie mit einem Stimmungsstabilisator wie Lithium (oder mit einem atypischen Neuroleptikum wie Quetiapin) kombiniert werden, um die Gefahr eines Switchen in eine Manie (oder Submanie) zu minimieren. Auch der psychotherapeutische Zugang hat das Manie-Risiko zu berücksichtigen, indem auf die oft fragilere Persönlichkeitsstruktur von bipolaren Menschen (mit nicht selten narzisstischen Zügen) geachtet wird. Nach Mentzos (1996) sind bipolar erkrankte Menschen auch im sogenannten symptomarmen Intervall häufig mit einer Überforderungssituation konfrontiert, weil sie infolge einer stets labilisierbaren Selbstwertproblematik eine extrem leistungsorientierte Haltung haben. In depressiver Hemmung leiden sie dann besonders unter ihren hohen Selbstidealen, denen sie nicht entsprechen können.

Umso wichtiger ist es für bipolar Kranke, in einer tragfähigen therapeutischen Beziehung zu stehen, in der sie erfahren können, dass sie nicht nur bei Erfolgen, sondern ebenso bei Misserfolgen akzeptiert sind. Gerade bei bipolar Erkrankten erweist sich, wie wesentlich die Berücksichtigung persönlicher und psychosozialer Faktoren ist (Meyer und Bernhard 2010). Es genügt eben nicht, „den (bipolaren) Patienten in eine medizinisch-pharmakologisch rationale Therapie anzupassen" (Kröber 1993, S. 272). Es ist auch davon auszugehen, dass den bipolar Kranken Enttäuschungen und Misserfolge besondere Mühe bereiten, weil sie mit den dabei geweckten Gefühlen schlecht zurechtkommen. Deshalb ist es für sie so wichtig, schrittweise einen akzeptierenden Umgang mit ihren eigenen Gefühlen wie Wut und Scham entwickeln zu können und zu lernen, ihre Tendenz zu leistungsorientierter Überstimulation und zu hyperpositivem Denken einzugrenzen.

In empirischen Studien hat sich besonders die kognitiv-verhaltenstherapeutische Einzel- und Gruppentherapie als therapeutisch hilfreich erwiesen, ebenso die Rhythmisierung des Alltagslebens mit Hilfe der *Interpersonellen und Sozialen Rhythmus Therapie (IPS-RT)* und der Einbezug von Angehörigen in der *Familien-fokussierten Therapie* (Übersicht bei Meyer und Bernhard 2010). Eine großangelegte Studie, die sog. Step-BD-Studie in den USA, konnte belegen, dass diese Psychotherapien geeignet sind, vor allem die depressiven Episoden bipolarer Erkrankungen zu stabilisieren und zu minimieren. Die Autoren der Step-BD-Studie schlossen aus ihren Befunden, dass gerade bipolar Kranke intensivere Psychotherapien brauchen, als gewöhnlich an psychiatrischen Kliniken und Ambulanzen angeboten werden (Miklowitz et al. 2007).

3.2 Saisonale Depressionen und andere Störungen des biologischen Rhythmus

Neben der Verletzlichkeit, bipolar zu reagieren, gilt es auch die Vulnerabilität für saisonale und zirkadiane Schwankungen sowie für weitere biologische Einflüsse zu berücksichtigen.

3.2.1 Saisonale Depressionen

Nicht wenige Menschen reagieren auf anhaltenden Licht- und Wärmemangel mit depressiven Verstimmungen unterschiedlichen Schweregrads. Besteht eine solche Vulnerabilität auf Lichtmangel, können depressive Störungen durch Maßnahmen bekämpft werden, die mit einer vermehrten Lichtexposition einhergehen. In erster Linie gehören tägliche, mindestens halbstündige Spaziergänge (auch bei bedecktem Himmel) dazu, weil auf diese Weise in der Regel bereits eine ausreichende Lichtexposition erreicht wird. Wem eine solche Spaziergangtherapie unmöglich ist, z. B. weil eine Person körperlich behindert oder geschwächt ist, kann die nötige Lichtexposition mit Hilfe geeigneter Lampen von mindestens 2.500 bis 10.000 Lux (ohne UV- und Infrarot-Spektrum) erreichen. Je größer die Intensität des weißen, fluoreszierenden Lichts solcher Speziallampen ist, desto kürzer kann die Expositionszeit sein (30 Minuten bei 10.000 Lux, 2 Stunden bei 2.500 Lux täglich). Die Wirksamkeit dieser Maßnahme bei saisonalen Depressionen ist gut belegt (Golden et al. 2005).

Licht ist für alle Organismen ein Aktivator. Es beeinflusst bei Tier und Mensch den zirkadianen Rhythmus, hemmt die Melatonin-Produktion und fördert den Serotonin-Umsatz. Lichtmangel hingegen kann – vor allem bei vulnerablen Menschen – Antriebsschwäche und Stimmungseinbußen hervorrufen, eventuell noch verstärkt durch psychologische Einstellungen und Gegenreaktionen. So führt eine ständige Überforderung des im Winter physiologisch herabgestimmten Organismus zu Erschöpfungszuständen, insbesondere, wenn Selbstinfragestellung und Selbstvorwürfe bei verminderter Leistungsfähigkeit auftreten. Eine saisonale Depression wird dann diagnostiziert, wenn die Kriterien einer depressiven

Episode erfüllt sind, diese Symptomatik aber nur in den Wintermonaten auftritt (DSM-IV). Von dieser Störungsform sollen rund 2 % der Menschen betroffen sein, wobei die Lichtexposition in der therapeutisch geschilderten Weise bei mindestens zwei von drei Betroffenen zur Remission führt. Interessanterweise weist ein relativ hoher Prozentsatz von Patienten mit einer saisonalen Depression eine hypomanische Nachschwankung im Frühling auf und hat damit Parallelen zur bipolaren affektiven Störung Typus 2 (Berger 2009).

3.2.2 Zirkadiane und andere Rhythmusstörungen

Neben der depressiven Gleichgewichtsstörung infolge saisonalen Lichtmangels sind auch andere spezifische Verletzlichkeiten für Rhythmusverschiebungen zu beachten. So kann eine regelmäßige Verzögerung der Schlafphase – das sogenannte Delayed Sleep Phase Syndrom – zu Depressionen führen. Auch andere Schwächen der zirkadianen Synchronisation des Schlaf-Wach-Rhythmus tragen zu depressiven Exazerbationen bei (Übersicht bei Wirz-Justice 2007). Schließlich hat sich gezeigt, dass die Rhythmisierung des Tagesverlaufs mittels Lichttherapie auch bei nicht-saisonalen Depressionen zur Depressionsaufhellung beitragen kann. Dieser (allerdings bisher noch schwach belegte) Effekt dürfte damit zusammenhängen, dass eine Störung des Tag-Nacht-Rhythmus die Stimmungslage labilisiert. Menschen, die für Depressionen vulnerabel sind, sind oft auch besonders verletzlich für Veränderungen des Tag-Nacht-Rhythmus und der Schlafdauer.

Solche Derhythmisierungen kommen aber unter den heutigen Lebensbedingungen viel häufiger vor als früher. Auch berufliche Anforderungen bringen oftmals Zeitverschiebungen mit sich. Man denke nur an Jetlag infolge Flugreisen oder an Nachtarbeit. Wenn aber viele depressive Menschen eine schwächere zirkadiane Schrittmacherfunktion aufweisen, d. h. verminderte Amplituden des Pacemakers im Nucleus suprachiasmaticus haben, ist es für sie besonders wichtig, ihren Alltag so weit wie möglich zu rhythmisieren, um ihrer Depressionsgefährdung entgegenzuwirken. Dabei scheinen nicht nur ein geregelter und an den Tag-Nacht-Wechsel angepasster Schlaf-Wach-Rhythmus von Bedeutung, sondern auch regelmäßige körperliche und geistige Aktivitäts- und Ruhezeiten sowie regelmäßige Essenszeiten (Van Someren und Riemersma-van der Lek 2007).

Der „Chronotyp" eines Menschen und die Vulnerabilität für Entrhythmisierungen können heute mit methodisch fortentwickelten Fragebögen (wie dem Munich Chrono-Type Questionnaire MCTR) erhoben werden. Bei solchen chronobiologischen Studien hat sich als gesetzmäßig erwiesen, dass vulnerable Menschen mit schwachen Zeitgebern häufiger „den Tritt verlieren" und depressiv werden. Dies trifft speziell auf bipolar Kranke und therapieresistente unipolar depressive Menschen zu, bei denen Lichttherapie und Schlafentzugsbehandlung andere Therapieformen wie die Lithiumbehandlung ergänzen und verstärken können (Terman 2007).

Eine andere (nicht-zirkadiane) Rhythmusstörung findet sich speziell bei Frauen mit hormonellen Schwankungen. So leiden ca. 5 % der Frauen an einer prämenstruellen dysphorischen Störung, die kürzere und schwächere depressive Symptome als die klassische depressive Episode aufweist. Wahrscheinlich lösen hier ansonsten normale hormonelle Schwankungen bei dafür verletzlichen Frauen Veränderungen des serotonergen Systems oder biochemische Prozesse im Gehirn aus. Dafür spricht auch, dass SSRI in der Behandlung prämenstrueller dysphorischer Störungen effektiv sind, auch wenn sie nur um den prämenstruellen Zeitpunkt herum eingenommen werden (Steiner und Born 2000).

Schwangerschaft und Geburt gehen mit eingreifenden hormonellen Veränderungen des Östrogen- und Progesteronspiegels einher. Entgegen älteren Untersuchungen fand eine neuere, großangelegte dänische Studie (Munk-Olsen et al. 2006) ein deutlich erhöhtes Depressionsrisiko bei Müttern in den ersten 5 Monaten nach der Geburt ihres Kindes – im Vergleich zu altersentsprechenden Müttern, die nicht mehr in der Postpartum-Periode waren. Auch andere psychische Störungen treten, nach dieser Studie zu schließen, postpartal gehäuft auf. Allerdings dürften genetische, biographische und situative Einflüsse bei der postpartalen Depression eine größere Rolle spielen als hormonelle Schwankungen. Das schließt aber nicht aus, dass eine Hypersensitivität gegenüber hormonellen Veränderungen bei manchen Frauen mit postpartaler Depression eine Teilursache sein kann.

Frauen, die schon früher an Depressionen gelitten haben, erscheinen in der Postpartum-Phase wie auch später in der Menopause für depressive Rezidive besonders gefährdet. Erste, aber methodisch ungenügende Hinweise aus Studien lassen eine Östrogentherapie bei der Postpartum- und Menopause-Depression als Alternative oder als Ergänzung zu anderen Depressionstherapien vertretbar erscheinen, sind aber wohl nicht generell zu empfehlen (Übersicht bei Nolen-Hoeksema und Hilt 2009, Mazure et al. 2002).

Der Takt vieler anderer Stoffwechselvorgänge kann zu depressiven Störungen beitragen, ohne dass allerdings schon genügend Grundlagenwissen vorhanden ist, um dies sicher zu sagen. Das gilt auch für zirkadiane Monoaminveränderungen und Rezeptor-Empfindlichkeiten.

3.3 Komorbidität mit anderen psychischen oder somatischen Erkrankungen

Eine depressive Gleichgewichtsstörung ist therapeutisch oft besonders herausfordernd, wenn andere Erkrankungen es einem Menschen noch schwerer machen, ein prekäres Gleichgewicht zu halten oder wieder zu finden. So wirkt sich das Hinzutreten einer körperlichen oder einer nicht-depressiven psychischen Erkrankung meist ungünstig auf den Verlauf der depressiven Störung aus (Übersicht bei Boland und Keller 2009).

Die Komorbidität von Depressionen mit anderen Erkrankungen ist jedoch keineswegs selten. Besonders häufig sind Depressionen mit Angst- und Zwangsstörungen, ADHS, posttraumatischen Störungen und Substanzabhängigkeit kombiniert. Auch Persönlichkeitsstörungen komplizieren die Problematik depressiver Menschen oft. Sehr ungünstig ist die Komorbidität von Depression und Alkohol-, Medikamenten- oder Drogenabhängigkeit, insbesondere wenn es sich – was oft der Fall ist – um eine bipolare Depression handelt (Angst, pers. Mitteilung).

Die Komorbidität einer Depression mit andern psychischen Erkrankungen hat in der Regel weitreichende therapeutische Konsequenzen, sowohl in pharmakologischer wie psychotherapeutischer Hinsicht. Zum Beispiel sprechen depressive Patienten mit einer komorbiden Angst- und Zwangsstörung pharmakologisch oft besser auf Clomipramin und SSRI-Präparate als auf andere Antidepressiva an, bedürfen aber auch einer angepassten Psychotherapie. Die Komorbidität mit ADHS im Erwachsenenalter legt die Behandlung mit Methylphenidaten und psychotherapeutisch die Berücksichtigung der Aufmerksamkeitsstörung nahe. Die Komorbidität mit der Bordeline-Persönlichkeitsstörung erfordert eine spezifische Psychotherapie für diese Patientengruppe, wofür Linehan (1996), Kernberg (1993) und Fonagy (2006) gut überprüfte Ansätze entwickelt haben (Übersicht bei Bohus und Kröger 2011).

Auch wenn die Alkoholabhängigkeit bei Depressionen häufig sekundär ist, reichen antidepressive Maßnahmen meist nicht aus, um die Depressionsprognose zu verbessern. Sie bedürfen der Ergänzung durch suchtspezifische Ansätze.

Auch körperliche Erkrankungen treten häufig mit Depressionen zusammen auf und machen zusätzliche Therapiemaßnahmen nötig. Am besten ist der Zusammenhang von Depression und koronarer Herzkrankheit untersucht, sowie die Komorbidität neurologischer Störungen wie Morbus Parkinson und Hirninsult mit einer Depression. Das Zusammentreffen dieser körperlichen Störungen mit einer Depression verschlechtert die Prognose beider Krankheiten. Es beeinträchtigt zudem die funktionelle Leistungsfähigkeit der betroffenen Menschen. Trotz vieler Spekulationen bleibt aber bisher weitgehend offen, wie psychische und somatische Krankheiten in pathophysiologischer Hinsicht zusammenspielen. Bekannt ist hingegen – und besonders gut am Beispiel der kardiovaskulären Erkrankungen nachgewiesen (Koenig et al. 2006) –, dass sich psychische und somatische Störung gegenseitig beeinflussen. Wenn sich die eine bessert oder verschlechtert, findet sich tendenziell ein analoger Verlauf bei der andern.

Therapeutisch gilt die Regel, beide Krankheiten mit gleicher Intensität zu behandeln, also nicht darauf zu hoffen, dass die Depressionsbehandlung allein die somatische Störung bessert, oder darauf zu spekulieren, dass die Behandlung der somatischen Erkrankung auch die Depression beseitigt. Das dürfte selbst Geltung haben, wenn näher aufeinander bezogene Störungen wie Hypothyreose und Depression vorliegen, es sei denn, enge zeitliche Zusammenhänge legten kausale Verbindungen nahe.

Die Kenntnis einer somatischen Begleiterkrankung und ihre Behandlung können manchmal auch deshalb wichtig sein, weil die medikamentöse Therapie der somatischen Störung (z. B. mit Steroiden oder Zytokinen) ein depressives Syndrom verstärken oder hervorrufen kann (Lederbogen 2006). Umgekehrt ist im Falle einer somatischen Erkrankung, die durch eine Depression kompliziert wird, die depressionsbedingte Beeinträchtigung des Gesundheitsverhaltens zu beachten, z. B. die schlechtere Compliance oder die größere Inaktivität. Natürlich ist auch die Auswahl eines Antidepressivums je nach Nebenwirkungsprofil der vorliegenden somatischen Störung anzupassen. So können anticholinerge Nebenwirkungen eine Herzinsuffizienz verstärken.

Von zentraler Bedeutung ist gerade bei komplexen komorbiden Störungen die sorgfältige Pflege der therapeutischen Beziehung, da ohne diesen fachlich-zwischenmenschlichen Rückhalt die oft länger bestehende somatische und psychische Beeinträchtigung noch schwerer durchzuhalten ist. Es ist ein Irrtum zu glauben, perfekte technische Maßnahmen könnten die Prognose komplexer und schwerer Erkrankungen alleine und anhaltend verbessern. Wie sich gerade in der Spitzenmedizin, z. B. in der Transplantationsmedizin, zeigt, hängt die Langzeitprognose auch wesentlich von der psychosozialen Betreuung ab (Böhler 2010, pers. Mitteilung).

Mit den in diesem Kapitel ausgewählten Dispositionen und Störungen, die einen Menschen bezüglich seines Gleichgewichts besonders anfällig machen, ist natürlich die Vulnerabilitätsthematik nicht abschließend behandelt.

Mir lag daran, einen Überblick über einige praktisch und therapeutisch relevante Störungsfelder zu geben. Gerade die gegenseitige Beeinflussung von somatischen Hirnerkrankungen und der Depression erscheint mir in diesem Zusammenhang wichtig.

3.4 Ein Beispiel für eine Depression mit somatischer Komorbidität

Der 65-jährige Professor für Zahnmedizin, in größerer eigener Praxis tätig, erlitt vor zehn Jahren einen Hirninsult mit linksseitigen Paresen, von denen er sich aber – auch dank vom Patienten konsequent eingehaltener Aktivierungsprogramme – in der Folge fast vollständig erholte. Ein halbes Jahr vor seiner depressiven Erkrankung musste er wegen einer schweren koronaren Herzkrankheit notfallmäßig mit Stents versorgt werden. Diese akute Herzerkrankung führte ihm seine Sterblichkeit vor Augen. Er fühlte sich in der Folge vermehrt verunsichert, wehrte aber die aufkommenden existenziellen Fragen damit ab, dass er sich, wie schon früher, in seine Berufsarbeit stürzte und zusätzliche Lehrverpflichtungen übernahm. Erst eine depressive Aktionshemmung mit schwerer Bedrücktheit, Inappetenz und Schlafstörung verwehrte ihm, seine Probleme im beruflichen Engagement zu vergessen. In depressiver Stimmung steigerten sich seine Angst und seine Versagensgefühle und er wurde akut suizidal.

Da eine ambulante Behandlung mit Antidepressiva dieser Entwicklung nicht Einhalt gebieten konnte, wurde er mit seinem Einverständnis in eine psychiatrische Klinik eingewiesen. Dieser Eingriff und seine Arztwahl wirkten wie eine „Übertragungsheilung". Mit dem Entschluss, sich stationär behandeln zu lassen, und insbesondere mit dem Eintritt in die Klinik hellte sich seine Stimmung rasch auf und machte einer optimistischen Erwartung samt Antriebssteigerung Platz. In der Klinik nahm der Patient sofort viele Kontakte auf, entwickelte große Zukunftspläne und zeigte ein Bild überschäumender Freude. Zugleich verhielt sich Herr W. aber auch sehr kooperativ, nahm aktiv an den Therapien teil und stimmte einer medikamentösen Behandlung mit einem atypischen Neuroleptikum zu.

Prämorbid zeichnete sich Herr W. durch große Schaffenskraft, soziales Engagement und ein starkes Anerkennungsbedürfnis aus. Als einziger Sohn eines Zahnarztes und einer zu Depression neigenden Sozialarbeiterin wuchs er zusammen mit sechs Schwestern in einer ländlichen Kleinstadt auf. Von der Mutter erhielt er viel Zuwendung, musste aber auch früh in ihren depressiven und suizidalen Zeiten Verantwortung für sie übernehmen. Für den Vater war er als einziger Sohn zum Nachfolger in seiner Praxis prädestiniert und mit erheblichem Leistungs- und Erwartungsdruck konfrontiert. Durch häufige Kritiken seines Vaters fühlte er sich beschämt, insbesondere, wenn sein Vater ihn vor anderen Menschen herabsetzte. Lange Zeit ein eher schlechter Schüler, steigerte er seine Schulleistungen zum Ende der Gymnasialzeit, als er einen Lehrer hatte, der an ihn glaubte und ihn förderte. Er erzielte mit zäher Arbeitsdisziplin sowohl im Studium wie später als Assistent und Oberarzt an einer Universitätsklinik hervorragende Beurteilungen. Auch in seiner anschließenden Praxistätigkeit war er darum bemüht, mit Spitzenleistungen Anerkennung zu finden. Sein Renommee war ihm stets wichtiger als sein Verdienst.

Zu der psychischen Dekompensation kurz vor Emeritierung trug einerseits die somatische Gefährdung durch die koronare Herzkrankheit bei, die ihn tiefer verunsicherte, als er es sich zugestand. Andererseits konnte er die eingetretene psychische Belastung weniger abfedern, weil seine affektive und kognitive Reaktionsfähigkeit seit seinem Hirninsult leicht eingeschränkt war. Diese somatischen Umstände trugen zu einer Labilisierung seines affektiven Gleichgewichts bei. Unter der beschriebenen (und weiteren, familiär bedingten) Belastungssituation kam es zu einer schweren depressiven Episode und anschließend – im Zusammenhang mit dieser Labilisierung – zu einer submanischen Nachschwankung. Andererseits dürfte ihn auch das biographisch angelegte Ringen um Anerkennung besonders verletzlich für Zurückstellungen und Einbußen gemacht haben, was sowohl die heftige Depressionsreaktion wie die submanische Nachschwankung (bei positiver Übertragungsbeziehung mit dem Therapeuten) verständlicher machen kann.

4 Ein pragmatisches Modell der depressiven Gleichgewichtsstörung

Die Depression hat viele Gesichter. Auf einige spezifische Ausdrucks- und Verlaufsformen wurde bereits im letzten Kapitel hingewiesen. Sie hängen mit besonderen Vulnerabilitäten und körperlichen Störungen zusammen. Die häufigste Erkrankungsweise ist damit aber noch nicht erfasst. Diese steht dem Alltagsleben insofern näher, als sie sich aus normaler Deprimiertheit heraus entwickelt und schließlich die Norm sprengt.

Prototypisch findet sich eine charakteristische Abfolge von belastenden Lebensereignissen, unwillkürlicher Stressreaktion, psychologischer Gegenwehr und schließlich depressiver Erschöpfung. Nach dem darzustellenden Modell basiert das depressive Geschehen auf einem Hochschaukeln biologischer und psychologischer Prozesse, die zunächst physiologisch bzw. adaptiv sind, aber dysfunktionell entgleisen können und dann zu einem Verlust des affektiven und biochemischen Gleichgewichts führen. Ähnlich wie physiologische Angst, die als Alarmsignal lebenswichtig ist, sich unter ungünstigen Bedingungen zu einem krankhaften Geschehen, zum Beispiel zu einer Panikstörung, hochschaukelt, kann auch Deprimierung (als evolutionär zweckvolles Bremsmanöver) exazerbieren und als depressiver Zustand dysfunktionell werden. Während Angst vor allem dann auftritt, wenn ein Mensch einer Gefahr ausgesetzt ist, aber die Situation noch erlaubt, dass er flüchten oder angreifen kann – die Lage also noch aktiv zu meistern ist (sogenannte Verteidigungsreaktion) –, reagieren Menschen ähnlich wie Tiere in auswegslosen und überfordernden Situationen reflexartig mit einer Art Stillstand, nämlich mit kognitiver und psychomotorischer Aktionshemmung. Diese sogenannte Bewahrungsreaktion vermeidet falsche Schritte, die den Organismus in noch größere Bedrängnis bringen könnten.

4.1 Deprimierung: Physiologische Basis der Depression

Diese deprimierende Reaktionsweise, die weder willentlich noch bewusst erfolgt, sondern eine unwillkürliche, aber hoch differenzierte Körperreaktion darstellt, scheint biologisch verankert zu sein. Sie geht mit einem Anstieg des chronischen Stresshormons Cortisol und einem Abfallen des Testosterons einher – im Gegensatz zu Angst auslösenden Situationen, die durch einen Adrenalinschub und eine Testosteronausschüttung charakterisiert sind. Aus evolutionsbiologischer Sicht machen beide Reaktionsweisen, Angst und Deprimierung, Sinn. Sie stellen zweckvolle Adaptationen an unterschiedliche Herausforderungen dar. Während aber die protektive Funktion von Angst offensichtlich und unumstritten ist, weil Angst auf eine Gefahr aufmerksam macht und Signalwirkung hat, wird viel weniger wahrgenommen, dass auch Deprimierung einen zweckvollen Prozess darstellen kann. Deprimierung – englisch „low mood“ – führt dazu, dass ein Mensch ohne sein willentliches Zutun an Aktivität und Interesse verliert. Da er sich herabgestimmt und bedrückt fühlt, mutet er sich weniger zu. Dieser Zustand ist so unangenehm, dass niemand darin verharren möchte. Damit erfüllt Deprimiertheit zwei Zwecke oder Ziele:

Zum einen bremst sie einen Menschen aus und hält ihn von voreiligen Handlungen zurück. Dies scheint vor allem in Lebenssituationen sinnvoll, wo es sich auszahlt nicht aufzufallen oder wo Angriffs- oder Fluchthandlungen angesichts eines übermächtigen Gegners gefährlich sind. Auch in hilflos machenden Situationen, in denen Tatendrang keine Erfolgschancen hat, sondern nur zur Erschöpfung führt, dürfte Deprimierung von Vorteil sein.

Zum anderen geht Deprimiertheit aber auch mit innerer Unruhe einher und lässt einen Menschen nicht ruhen, sondern treibt ihn vielmehr an, nach Lösungen zu suchen, die seinem Leiden ein Ende setzen. So geht Deprimierung meist mit wacher Anspannung und pausenlosem Denken einher.

Auch wenn man dem Raffinement der Deprimiertheit als Problemlösungsstrategie keine Anerkennung zollen will, so bewährt es sich doch, ihr die nötige Aufmerksamkeit zu schenken. Denn wohl jeder Mensch hat schon deprimierende Momente erlebt, etwa nach Liebesverlust, Trennungen, Zurückstellungen oder anderen Demütigungen, oder auch nur, wenn seine Erwartungen enttäuscht wurden.

Angesichts der Alltäglichkeit dieser meist vorübergehenden Gestimmtheit ist es allerdings überraschend, wie wenig Deprimierung bisher wissenschaftlich untersucht worden ist. Insbesondere in der Depressionsforschung wurde dieses grundlegende Reaktionsmuster fast einzig von Evolutionsbiologen studiert. In Tierbeobachtungen konnte die Regelhaftigkeit deprimierten Verhaltens vor allem bei Einbußen in der Rangordnung nachgewiesen werden. Konsequenterweise haben Price et al. (1994) von einer unwillentlichen Subordinationsstrategie (involuntary subordinate strategy) gesprochen. Sie werde vor allem bei sozialen Konflikten und Kompetitionen ausgelöst, um weitere Verluste zu vermeiden. So zeigten Shively et al. (1997) an Cynomolgus-Affen, dass vorher dominante Tiere Verhaltensauffälligkeiten und hormonelle Veränderungen entwickelten, die dem Verhaltensmuster und der Biologie deprimierter Menschen (Passivität, gedrückte Haltung, Hyperkortisolismus) entsprechen, wenn sie durch experimentelle Manipulationen ihre Dominanz in der Gruppe verloren. Auch bei Primaten wurde nachgewiesen, dass sich Tiere in bedrohlichen Situationen gegenüber mächtigeren Gruppenmitgliedern vermehrt passiv und submissiv verhalten. Sie vermeiden damit, sich in unnötige, erschöpfende Kämpfe zu verwickeln oder weitere Niederlagen einzustecken.

Dieses „deprimierte Verhalten" wurde von Price und anderen (2004) als Friedensappell („no threat message") interpretiert, als unwillkürlicher Versuch, Verluste in Grenzen zu halten („cut their losses") und als ein Verschieben der Auseinandersetzung auf bessere Zeiten („leave to fight another day"). In nachfolgenden Veröffentlichungen haben verschiedene Autoren diese grundlegende Interpretation weiter differenziert (Nesse 2000, Nettle 2008, Wrosch und Miller 2009, Badcock und Allen 2007).

So wurde in spezifischerer Weise Anhedonie und Demotivierung mit Befriedungsversuchen in aussichtslosen Streitigkeiten verbunden, Müdigkeit und Antriebslosigkeit mit Energiesparen in entkräftenden Situationen sowie Pessimismus bzw. negatives Denken mit Adaptation an unprofitable Lebenssituationen.

Keller und Nesse (2005) konnten in einer Studie an 337 Probanden, die eine Periode mit Deprimierung durchgemacht hatten, zeigen, dass unterschiedliche Belastungssituationen tendenziell auch unterschiedliche Symptome auslösen. So führten der Tod eines Geliebten, das Ende einer Liebesbeziehung und soziale Isolation zu vermehrten Tränen, Klagen und Unruhe, während Stress, das Nichterreichen eines wichtigen Ziels und auch die Winterzeit mit größerer Müdigkeit und negativem Denken einhergingen. Indirekt verwies diese Untersuchung noch auf einen anderen Vorteil der Deprimiertheit, nämlich Schonung und Unterstützung durch Mitmenschen: Die Mimik, Gestik und Sprache deprimierter Menschen drückt oft Hilflosigkeit aus. Auch ohne bewusste Intention wirkt das Verhalten deprimierter Menschen als starke Botschaft, unterstützungsbedürftig zu sein. Sie erhalten nicht nur Hilfe von anderen, sondern werden auch in Alltagssituationen – und experimentell in Spielsituationen – bevorteilt. Eine ausführliche Darstellung und eine entsprechende Literaturübersicht dieses Interaktionsverhaltens finden sich in meinem Buch „Welchen Sinn macht Depression?" (Hell 2009d).

Bisher habe ich mögliche interaktionelle Vorteile von Deprimiertheit aufgrund von Studienbefunden dargestellt. Die dabei erhobenen Befunde lassen sich aber auch unschwer mit Alltagserfahrungen und mit Beobachtungen aus psychotherapeutischen Sitzungen verbinden. Sie lösen Assoziationen und Erinnerungen an eigene Lebenssituationen aus. Ich denke etwa an deprimierende berufliche Situationen, wo es für mich unmöglich war, mich frustrierenden Belastungen zu entziehen, ohne damit schwerwiegende Konsequenzen für mein Leben in Kauf zu nehmen. In solchen Situationen blieb mir nur die Hoffnung, mit der Zeit eine Lösung zu finden, die der unerfreulichen Lage ein Ende macht. Ich denke auch an Enttäuschungen romantischer oder erotischer Art, an gezielte oder unbeabsichtigte Beschämungen durch Kollegen und Bekannte, an das Scheitern eigener Pläne oder an zunächst hilflose Auseinandersetzungen mit somatischen und biographischen Fakten. In all diesen Situationen fühlte ich mich unleidig bis bedrückt, demotiviert, gedanklich verlangsamt und eingeengt, innerlich unruhig und zum Teil auch schlafgestört. Ich empfand meinen Zustand als hinderlich und wünschte nichts mehr, als dass diese mühselige Deprimierung ein Ende fände. Rückschauend fällt mir allerdings auf, dass diese vorübergehenden Deprimiertheiten, die ich als zusätzliches Unglück erlebte, kaum jemals einen Schaden anrichteten, sondern eher dazu beitrugen, eine Sache ohne unbedachte Schnellschüsse durchzustehen. Sie haben mir auch vereinzelt geholfen, mein gewohntes Verhalten zu hinterfragen und über bisher Selbstverständliches nachzudenken. Dadurch haben sie auch zu Veränderungen in meinem Leben beigetragen, meist allerdings erst im Nachhinein, wenn sich die deprimierende Aktionshemmung wieder löste.

Solche eigenen Erfahrungen lassen mir den heimlichen Nutzen des unerwünschten Phänomens „Deprimiertheit" als stimmig erscheinen. Diese Einschätzung wird noch bestärkt durch viele Beobachtungen an Psychotherapie-Patienten, die nach deprimierenden Erfahrungen öfters in eine vertiefte Auseinandersetzung mit sich selbst und ihrer Lebenssituation kamen. Allerdings darf die Lösung solcher durch Aktionshemmung charakterisierten Situationen nicht als selbstverständlich betrachtet werden. Es braucht besondere Umstände, damit das aufgezwungene Verharren in einer unerfreulichen Situation schließlich zu einer glücklichen Lösung führt.

Man kann Deprimiertheit auch mit einem unwillkürlichen Bremsmanöver vergleichen, wenn etwa beim Autofahren die Straße eng wird oder gefährlicher Gegenverkehr aufkommt. Wie ein Segler im Sturm die Segel partiell einholt, um dem böigen Wind weniger Angriffsflächen zu bieten, und wie er mit seinem Körper ein Gegengewicht zur windbelasteten Seite des Bootes schafft, um dessen fragiles Gleichgewicht zu halten und nicht zu kentern, so bremst Deprimiertheit die volle Fahrt eines Menschen in einer sonst nicht beherrschbaren Lebenssituation aus.

Nettle (2008) hat in einer originellen Analyse ein statistisches Modell entwickelt, unter welchen Umständen Deprimiertheit von Vorteil sei. Er hat in einer Modellberechnung aufgezeigt, dass sich Risikovermeidung durch Aktionshemmung und Bedrücktheit vor allem bei ungünstigen Verhältnissen auszahlt, während sich eine größere Risikobereitschaft günstiger auswirkt, wenn die Situation eines Menschen besser ist – oder wenn es ihm so schlecht geht, dass er nichts mehr zu verlieren hat. Tatsächlich dürfte aufgrund klinischer Erfahrung das Gegenteil von Deprimiertheit, nämlich (sub-)manisches Verhalten, besonders nachteilig sein, wenn ein Mensch in einer schwachen psychosozialen Position ist, aber noch etwas zu verlieren hat. Dann geht mit (sub-)manischem Verhalten oft verloren, was durch stilles Ausharren noch gerettet werden könnte. Man kann Deprimiertheit als „umgekehrte Flucht" verstehen, ein treffender Ausdruck von Price für das Vermeiden von Flucht oder Angriff in Konfliktsituationen bzw. für das sich nur halbe Abwenden von Primaten gegenüber einem stärkeren Artgenossen (Price et al. 1994, 2004). Man kann sie bei Menschen aber auch als „Wende nach innen" bezeichnen, wenn sich ein Mensch unwillkürlich nach außen hin klein und hilfsbedürftig macht, innerlich aber aufgewühlt nachdenkt.

Deprimiertheit ist dann adaptiv, wenn sie dazu beiträgt, eine Situation schadlos zu überstehen, ohne die Zukunft zu verbauen. Dann kommt ihr gleichsam eine Brückenfunktion zu. So haben Wrosch und Miller (2009) in einer Studie an 97 weiblichen Teenagern gezeigt, dass jene, die mit Deprimiertheit (low mood) reagierten, wenn sie sich von unerreichbaren Zielen zu distanzieren hatten, sich besser als andere, die das nicht taten, von den früheren Zielen distanzieren konnten. Auffallenderweise gerieten vor allem jene Probanden später in einen depressiven Zustand, denen es nicht gelang, von ihren früheren Zielen Abstand zu gewinnen. Ein Festhalten am Alten, ob mit oder ohne Deprimiertheit, erhöht also nach dieser Studie das Depressionsrisiko.

In der Tat macht Deprimiertheit nur als Übergangsphänomen Sinn. Wenn sich Bedrücktheit sowie Antriebs- und Interessemangel hochschaukeln und wenn sich die mentale und psychomotorische Antriebshemmung verselbständigt, kann schließlich ein dysfunktioneller Zustand eintreten, der keinen adaptiven Nutzen mehr hat oder dessen Vorteile durch die damit verbundenen Nachteile zunichte gemacht werden. Statt der „Wende nach innen", die es erlaubt, mit der noch verbliebenen Aktivität still nach Alternativen zu suchen, breiten sich Hoffnungslosigkeit, Verzweiflung und Selbstvorwürfe aus. Das Nachdenken über psychosoziale Zusammenhänge und zukünftige Veränderungsmöglichkeiten macht dann dem Hadern und Grübeln über Vergangenes Platz (sog. Rumination nach Nolen-Hoeksema et al. 1993). Aus physiologischer (normaler) Deprimiertheit wird eine pathophysiologische (krankhafte) Depressivität. Zeichen der maladaptiven Störung sind eine besonders schwere und anhaltende Bedrücktheit und eine besonders starke Antriebshemmung (oder/und Unruhe), die negative soziale Auswirkungen haben. Depressivität als Störungsbild geht darüber hinaus meist mit einer fundamentalen Selbstinfragestellung einher, die dazu führt, dass ein Mensch nicht mehr selbstkritisch und produktiv nachdenkt, sondern sich selbst als Versager entwertet und mit Schuld überhäuft.

Diese Charakterisierung entspricht der WHO-Definition der Depression (▶ **Abb. 1**). Die Leitkriterien der WHO-Definition umfassen depressive Stimmung, Interesse- und Freudeverlust sowie verminderter Antrieb oder Ermüdbarkeit. Man kann diese Leitsymptome auch als anhaltende und schwere Deprimiertheit lesen. Die Zusatzsymptome, die mindestens teilweise für die Depressionsdiagnose erfüllt sein müssen, betreffen körperliche Störungen wie Inappetenz und Schlafstörung, vor allem aber charakteristische Folgen der Selbstinfragestellung wie vermindertes Selbstwertgefühl, Schuldgefühle und Selbstvorwürfe, negative Zukunftsperspektiven sowie Suizidgedanken und suizidales Verhalten.

Folgt man der WHO-Definition, so entspricht die Depression einer schweren und anhaltenden Deprimiertheit mit körperlichen Störungen und Selbstinfragestellung. Es macht deshalb keine Schwierigkeiten, die Basis der Depressionsdiagnose mit dem Phänomen der „Deprimiertheit" zu verbinden, ähnlich wie das Phänomen der „Angst" für die Angststörungen grundlegend ist (Clark 1986).

Im Folgenden möchte ich anhand von Studienbefunden zeigen, welche Faktoren zu einer Verlängerung und Verstärkung von Deprimiertheit und zur Zunahme der Selbstinfragestellung beitragen und damit zu einem Hochschaukeln der Symptomatik führen. Daraus soll ein pragmatisches Depressionsmodell abgeleitet werden, das den Therapieeinsatz erleichtern kann.

4.2 Von deprimiert zu depressiv – die dysfunktionelle Entwicklung

Um die depressive Komplikation von Deprimiertheit in ihrer vielleicht häufigsten Form aufzuzeigen, gehe ich von den körperlichen Veränderungen aus, die sowohl bei Deprimiertheit wie bei der Depression zu finden sind. Dabei handelt es sich um die oft übersehene psychomotorische Aktionshemmung, die in schwächerer Ausprägung die adaptive Haltung deprimierter Menschen charakterisiert, in stärkerer Ausprägung und auf vielfach maladaptive Weise hingegen das Verhalten depressiver Menschen beeinträchtigt. Ich wähle die psychomotorische Aktionshemmung auch als Ausgangspunkt, weil die sprachlichen Wurzeln der Begriffe „Deprimiertheit" und „Depression" auf diese psychomotorische Veränderung hinweisen. Bekanntlich bedeutet das lateinische Wort „deprimere", von dem sich Deprimiertheit und Depression ableiten, „niederdrücken, niederschlagen". Wer deprimiert oder depressiv ist, empfindet sich nicht nur affektiv herabgestimmt, sondern zeigt auch oft eine gedrückte Körperhaltung. Deprimierte und vor allem depressive Menschen halten den Kopf eher gesenkt, lassen Schulter und Arme fallen und nehmen weniger Augenkontakt auf. Diese leicht gebückte Haltung, die an Menschen erinnert, die von einer schweren Last niedergedrückt oder durch Demütigung, destruktive Kritik und Aggressionen niedergeschlagen wurden, hat Emil Kraepelin im Übergang vom 19. zum 20. Jahrhundert als Kernsymptom der von ihm depressiv genannten Menschen bezeichnet. 1896 schrieb Kraepelin über depressive Patienten: „Die Körperhaltung zeigt den Mangel an Spannkraft, das schlaffe Bedürfnis nach möglichster Ruhe und stabilem Gleichgewicht; der Kopf ist gesenkt, der Rücken gebeugt und der ganze Körper nach dem Gesetz der Schwere in sich zusammengesunken" (S. 572).

Auch Eugen Bleuler brachte das allgemeine Muster der Erstarrung von depressiven Personen 1916 prägnant zum Ausdruck: „Die Bewegungen werden mühsam, langsam, kraftlos, die Glieder sind schwer ‚wie Blei'. Bewegungen kosten ebenso viel Anstrengung wie das Denken" (S. 457).

Das Bild vom „niedergeschlagenen" oder „niedergedrückten" Menschen gibt auch treffend wieder, dass die betroffene Person nicht mehr aufrecht und „im Lot" ist, sondern an Gleichgewicht eingebüßt hat und ihren körperlichen Schwerpunkt nach unten verlagern muss.

Was also bestimmte Menschen körpersprachlich zum Ausdruck bringen, wurde zur Namensgebung einer Krankheit, die im Übergang vom 20. ins 21. Jahrhundert wohl zur häufigsten behandelten psychiatrischen Störung avancierte. Doch im modischen Gebrauch des Begriffs Depression ging mehr und mehr verloren, worauf die Namensgebung ursprünglich hinwies: die veränderte Psychomotorik von Menschen, die sich wie Niedergeschlagene verhalten.

Das Wissen um die psychomotorische Hemmung, die einen depressiven Menschen gleichsam mit der Schwerkraft zu Boden zieht und dort festhält, ist historisch tief verwurzelt. Es hat auch Eingang gefunden in den zentralen Begriff der Antriebsstörung. Nichtsdestotrotz werden in der aktuellen Diagnostik weniger die körpersprachlichen Zeichen der Antriebshemmung – die veränderte Psychomotorik – sondern eher die kognitiven und affektiven Folgen der Antriebsstörung ins Zentrum gerückt. Konsequenterweise steht die Erforschung der Psychomotorik – auch wenn sie wieder vermehrt Aufmerksamkeit findet – insgesamt im Schatten kognitionspsychologischer und emotionsbiologischer Ansätze.

Ein anderes Bild ergibt sich, wenn Kliniker befragt werden. Gerade auch ältere und erfahrene Kliniker legen in ihrer Diagnostik und bei der Beurteilung des Krankheitsverlaufs oft großen Wert auf psychomotorische Veränderungen (Battegay 1991), etwa auf eine gebückte Haltung, steife Mimik, spärlichen Augenkontakt, vermehrte Sprechpausen, eine leisere und tonlose Stimme, beeinträchtigte Muskelkraft, kleinschrittigen Gang mit vermindertem Mitschwingen der Arme usw. Auch wissen sie darum, dass eine psychomotorische Aktivierung oft vor der eigentlichen Stimmungsaufhellung zu beobachten ist. Solche klinische Beobachtungen weisen darauf hin, dass die Psychomotorik für das Verständnis depressiver Zustände nicht nebensächlich ist. Es ist mir deshalb ein Anliegen, die häufig vernachlässigte psychomotorische Aktionshemmung besonders hervorzuheben, auch wenn die kognitive Verlangsamung und die affektive Bedrücktheit diagnostisch im Zentrum stehen.

4.3 Psychomotorische Hemmung und ihre Folgen

Für die Häufigkeit einer solchen psychomotorischen Aktionshemmung konnte ich mit meinen ehemaligen Mitarbeitern an der Psychiatrischen Universitätsklinik Zürich aus verschiedenen Studien sehr viele Belege gewinnen. Eine eigene Arbeitsgruppe verglich z. B. die Muskelkraft depressiver Menschen mit derjenigen von gesunden und fand dabei während der Depression eine erstaunlich starke Einschränkung der Muskelkraft, die sich nach Aufhellung der Depression wieder normalisiert (Bader et al. 1999). Vor allem betroffen sind die Streckmuskeln, die den Körper gegen die Schwerkraft aufrichten. Auch das Abstoßen beim Gehen ist geschwächt, so dass der Gang kleinschrittiger und die Gehstrecke kürzer werden.

Diese Befunde stehen in weitgehender Übereinstimmung mit Studien ausländischer Zentren (Schrijvers et al. 2008). Sie führten dazu, dass ich zusammen mit meinen damaligen Mitarbeitern ein einfaches Instrumentarium entwickelte, um die psychomotorische Aktionshemmung vor allem von depressiven Menschen einzuschätzen. Es benützt die erwähnten Veränderungen der Psychomotorik. Im Gegensatz zu bereits bestehenden Instrumenten aus dem angelsächsischen Sprachraum (RRS, CORE, MARS) beschränkt sich dieses Verfahren auf die Beobachtung der psychomotorischen Verlangsamung bzw. Einschränkung. In der Folge untersuchten wir mit dieser reliablen und validen Methode zur Messung der „Aktionshemmung bei Depression" (AHD) über hundert leicht bis schwer depressive Patientinnen und Patienten, einen Teil auch über einen dreiwöchigen Behandlungsverlauf.

Als Hauptbefund der mit dieser Methode angesetzten Studien findet sich eine ausgesprochen hohe Korrelation der „Aktionshemmung bei Depression" mit der Depressionstiefe (Hell 2009c). Wenn die untersuchten Personen nach der testmäßig erfassten Depressionstiefe in Gruppen von leichten, mittelschweren und schweren Depressionen eingeteilt werden, findet sich, dass die Aktionshemmung treppenförmig von den leichten zu den schweren Depressionen ansteigt (▶ **Abb. 5**).

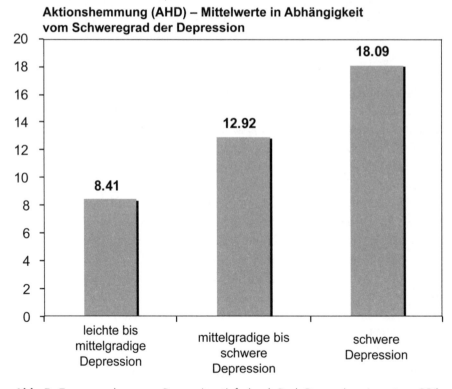

Abb. 5: Zusammenhang von Depressionstiefe (nach Beck-Depressions-Inventar – BDI) und Aktionshemmung (nach „Aktionshemmung bei Depression" – AHD)

Auch die moderne Depressionsdiagnostik, die sich weitgehend auf das subjektiv veränderte Erleben der Probanden stützt – sei es in affektiver oder kognitiver Hinsicht –, ist somit eng mit der psychomotorischen Hemmung korreliert. Die Weisheit der Sprache, die ein Gemütsleiden als depressiv bezeichnet, weil die betroffenen Menschen in ihren Verhaltensäußerungen einen niedergedrückten, schwer beweglichen Eindruck machen, bestätigt sich auch in klinischen Studien. Wer deprimierte und depressive Menschen danach befragt, wie es um ihre Kraft und Beweglichkeit steht, kann feststellen, dass sie ihren Kraftverlust und ihre Schwerfälligkeit sehr wohl bemerken. So korrelieren ihre subjektiv empfundene und die gemessene Aktionshemmung hoch miteinander. Mögen Depressive auch in diagnostischen Interviews nicht spontan darüber berichten, u. a. weil sie nach ganz anderem gefragt werden, leiden viele an einer psychomotorischen Verlangsamung. Dieses Angehaltenwerden kombiniert sich meist mit kognitiver Hemmung (wie einem verlangsamten Denken) und mit affektiver Bedrücktheit und Leeregefühlen. Daraus resultiert der Eindruck eines leibseelischen Ausgebremstseins.

Die Bedeutung dieses psychomotorischen „Angehaltenseins" ist für betroffene Menschen recht unterschiedlich. Nicht wenige sind besorgt, einen schlechten Eindruck auf andere zu machen, weil sie weniger lebhaft wirken.

Noch mehr als am äußeren Bild leiden viele depressive Menschen daran, dass sie ihrem Selbstbild hinsichtlich Leistungsfähigkeit, Reaktionsgeschwindigkeit und Flexibilität nicht mehr entsprechen können. Personen, die zu Pessimismus neigen und an ihrem Selbstwert generell zweifeln (sog. „depressive Persönlichkeiten"), werden durch die depressive Blockade besonders stark verunsichert. Auch Menschen, die eher außengeleitet sind und auf die Bestätigung durch andere Personen besonders achten, haben mit dem Auftreten einer psychomotorischen Verlangsamung besondere Mühe, weil sie fürchten, auf andere weniger eingehen zu können oder anderen Menschen weniger zu Diensten stehen zu können. Ein besonders ordentlicher, gewissenhafter und genauer Mensch wird durch das Auftreten einer psychomotorischen Verlangsamung daran gehindert, seinen Verpflichtungen nachzukommen, den Haushalt oder das Geschäft in Ordnung zu halten, kurz, sein Leben wie gewohnt im Griff zu haben. Es ist mehr als verständlich, dass ein so ordentlicher und gewissenhafter Mensch, der sich zudem mit seiner gesellschaftlichen Rolle stark identifiziert, durch eine beginnende depressive Aktionshemmung gleichsam in seinem Wesenskern getroffen wird. Es ist denn auch schon vor 40 Jahren vom Heidelberger Psychiater Hubertus Tellenbach (1983) herausgearbeitet worden, dass Menschen mit einer solchen Charakterstruktur, die er Typus Melancholicus nannte, besonders schwere und rezidivierende Depressionen durchmachen. Leistungsorientierten und kulturellen Normen besonders stark verpflichtete Menschen laufen auch Gefahr, bei Auftreten einer depressiven Aktionshemmung vermehrt ins Grübeln zu geraten, weil sie ihre sozialen Verpflichtungen nicht mehr in gleichem Maß erfüllen können. Dass aber Grübeln und Hadern, neudeutsch Rumination, ein besonderes Risikopotential schwererer und länger anhaltender Depressionen sind, hat die Arbeitsgruppe um Frau Nolen-Hoeksema (1993) schon vor Jahren herausgearbeitet. Ein höheres Depressionsrisiko tragen auch Frauen, die sich sozial verantwortlich fühlen und auf zwischenmenschliche Belastungen oft verletzlicher als Männer reagieren, und ganz speziell Frauen mit kleinen Kindern ohne partnerschaftliche Unterstützung (Übersicht bei Hell und Endrass 2002, Hell 2009d). Sie geraten infolge ihrer herausfordernden Lebensumstände nicht selten in Erschöpfung und werden dadurch in ihrem Aktionsradius eingeschränkt. Da sie spüren, dass sie ihre Kinder infolge der Aktionshemmung nicht mehr so sorgfältig und mit gleich liebevoller Zuwendung betreuen können, laufen sie Gefahr, in einen Teufelskreis von depressiver Erschöpfung bzw. Aktionshemmung und Selbstvorwürfen zu geraten. Dadurch schaukelt sich aber ihre depressive Stimmungslage weiter hoch: Es kommt zu einer Depression über die Deprimiertheit und schließlich zu einer Depression über die Depression.

4.4   Ein integratives Depressionsmodell

Diese Verhältnisse möchte ich schematisch illustrieren (▶ **Abb. 6**). Unvermeidbare Belastungen (wie Verlustsituationen) bzw. anhaltender Disstress lösen je nach Vulnerabilität früher oder später eine leichtere oder schwerere biologische Reaktion aus, die mit Deprimierung und Aktionshemmung einhergeht. Dieses biologische Bremsmanöver geschieht nicht nur unwillkürlich, sondern auch unwillentlich. Wahrscheinlich stellt es – wie dargelegt – eine evolutionsbiologisch verankerte Reaktion dar, kann aber auch durch hormonelle oder Hirn-Erkrankungen hervorgerufen oder beeinflusst werden.

Beim Menschen gibt es nun eine psychologische Dimension zu berücksichtigen, die im Tiermodell im Gegensatz zur biologischen Reaktion nicht zu studieren ist. Denn die kurz vorgestellte biologische Reaktionsweise kann von den einzelnen Menschen unterschiedlich wahrgenommen und vor allem unterschiedlich gewertet werden. Da sie mit unangenehmen Empfindungen einhergeht und den Lebensradius mehr oder weniger einschränkt, wird sie häufig von den Betroffenen zunächst abgelehnt. Die meisten sind alarmiert und suchen nach Möglichkeiten, wie sie diesem bedrückenden Bremsmanöver ein

Ende setzen können. Dabei werden nicht nur günstige, sondern sehr oft auch ungünstige und zusätzlich belastende Bewältigungsweisen eingesetzt.

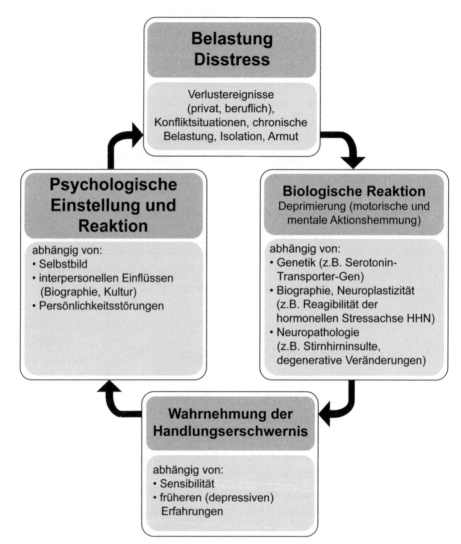

Abb. 6: Schematische Darstellung des Depressionsmodells (Hell 2009)

Günstig wäre ein Coping, das von der psychomotorischen und mentalen Aktionshemmung ausgeht und im Sinne einer schrittweisen Aktivierung prüft, welche praktischen und kognitiven Aktivitäten trotz aufgezwungener Verlangsamung noch möglich sind. Dazu gehören vor allem sorgfältiges Nachdenken und ein Sich-Erinnern an frühere günstige Erfahrungen. Positiv wirken sich auch gute Gespräche mit Freunden aus. Hilfreich sind zudem therapeutische

Begleiter, welche die Betroffenen in ihrer Auseinandersetzung mit ihrer deprimierenden Situation annehmen und unterstützen, so dass sie sich weniger in Frage stellen und eine Option vermittelt bekommen, wie sie mit fachlicher Hilfe zur Lösung ihrer Problematik beitragen können.

Ungünstig – aber verständlich – ist eine psychologische Reaktion auf Deprimierung und Aktionshemmung, die das biologisch verankerte Bremsmanöver nicht wahrhaben will, grübelnd und haderend das bereits Geschehene rückgängig zu machen sucht, sich verzweifelt dagegen aufbäumt und gleichzeitig in immer größere Katastrophenängste gerät. Rumination und angstvolle Gegenwehr – gleichsam ein Anrennen gegen die Blockade – führen aber meist zu neuen Enttäuschungen. Dadurch erhöht sich der Disstress, so dass der Teufelskreis nicht durchbrochen, sondern verstärkt wird.

Im Verlauf rezidivierender Depressionen lässt sich manchmal auch ein sogenannter Kindling-Effekt beobachten. Sind im Vorfeld erster depressiver Episoden meist psychosoziale Belastungen auszumachen, so verlieren sich die Spuren solcher Auslösesituationen im späteren Verlauf rezidivierender Störungen. Das depressive Geschehen scheint sich zu verselbständigen. Es braucht immer geringere Auslöser, damit eine Depression auftritt. Allerdings könnte bei einer solchen Entwicklung gerade der Umstand eine Rolle spielen, dass Menschen, die frühere Depressionen als traumatische Ereignisse erfahren haben, bereits auf ein alltägliches Deprimiertsein besonders sensibel und katastrophierend reagieren. Die spontane Reaktivierung alter und besonders negativer Erinnerungen könnte den beschriebenen Teufelskreis nicht mit äußeren Belastungen beginnen lassen, sondern mit inneren traumatisierenden Erinnerungsreizen. Eine solche Hypothese machen sich neuere Psychotherapieverfahren, wie die achtsamkeitsbasierte kognitive Psychotherapie von Segal, Williams und Teasdale (2002) zunutze, indem sie bei Personen mit rezidivierender depressiver Störung ihre Identifizierung mit negativen Gedanken und Empfindungen im Krankheitsintervall unter Zuhilfenahme von Meditationsmethoden abschwächen (▸ **Kap. 9.7**). Allerdings gilt es bei chronifizierenden Depressionen auch Armut und gesellschaftliche Isolation als Chronifizierungsfaktoren zu berücksichtigen und somatische Erkrankungen, wie Läsionen des Frontal- und Temporalhirns, auszuschliessen.

Depressionen sind komplexe Störungen. Lineare Ursachen-Wirkungsmodelle greifen zu kurz. Das gilt auch für neurobiologische Ansätze. Die Depressionsforschung kommt wohl weiter, wenn sie biologische mit psychosozialen Variablen verknüpft. So konnte nachgewiesen werden, dass bestimmte genetische Faktoren sich nur auswirken, wenn entsprechende soziale Belastungsfaktoren hinzukommen. Das gilt z. B. für das Gen des Serotonin-Transporters, das in der Bevölkerung in Form zweier Allele – eines kurzen und eines längeren – vorkommt. Zunächst wurde angenommen, dass das kurze Allel generell zu einem erhöhten Depressionsrisiko führe, weil es die Reaktion der Amygdala auf Belastung bzw. Bedrohung beeinflusst. Das ist aber nicht der Fall. Nur wenn ein Träger des kurzen Allels des Serotonin-Transporter-Gens auch mit stark belastenden Ereignissen konfrontiert ist, erhöht sich statistisch das Risiko depressiver Symptome (Caspi et al. 2003, 2010). Die Erkrankungswahrscheinlichkeit wird also durch das Zusammen- bzw. Wechselspiel dieses genetischen Faktors mit belastenden Ereignissen erhöht. Aber selbst wo ein kurzes Allel mit belastenden Lebensereignissen zusammentrifft, findet sich keineswegs immer eine depressive Reaktionsweise. Das wiederum zeigt auf, dass noch weitere Faktoren eine Rolle spielen wie z. B. biographische Einflüsse. So weisen Verlaufsbeobachtungen an Menschen, aber auch Tierversuche, darauf hin, dass die Reagibilität der hormonellen Stressachse, das sogenannte Hypothalamus-Hypophysen-Nebennieren-System (HHN), von Trennungserfahrungen in der Kindheit und von Gruppeninteraktionen beeinflusst wird. Früh von Müttern getrennte oder traumatisierte Kinder weisen (sicher bei Primaten und wahrscheinlich auch bei Menschen) im späteren Leben eine verstärkte Reagibilität des hormonellen Systems HHN auf (Übersicht bei Van Praag et al 2004). Eine gesteigerte Aktivität dieses HHN-Systems (mit konsekutivem Hyperkortisolismus) begünstigt aber Deprimierung und Aktionshemmung, wie von evolutionsbiologischer Seite (Price et al. 1994, Nesse 2000) gezeigt und eingangs dieses Kapitels ausgeführt wurde. Eine solche Verhaltensweise kann durchaus hilfreich und sogar überlebenswichtig sein. Erst ihre Verselbständigung durch zirkuläre Verstärkung oder ihre Chronifizierung ist als dysfunktionell zu bezeichnen und bedarf therapeutischer Hilfe.

Für einen nahtlosen Übergang von kurzfristiger und physiologischer Aktionshemmung zu längerfristigen und schwerwiegenden Depressionen sprechen auch epidemiologische Daten, die z. B. von Jules Angst in der Zürich-Studie gewonnen wurden (Angst et al. 2005). Deprimierte Verstimmungen und subklinische depressive Syndrome unterscheiden sich vor allem im Schweregrad und in der Dauer von eigentlichen Depressionen, aber nicht notwendigerweise in der Art der Symptomatik.

Bisher habe ich mich bei der Beschreibung des zirkulären Depressionsmodells auf psychosoziale Stressbelastungen als Auslöser einer Depression konzentriert. Der depressive Teufelskreis kann aber auch an anderen Punkten des zirkulären Geschehens einsetzen. So können biologische Veränderungen Ausgangspunkt des dargestellten Circulus vitiosus sein. Besonders häufig finden sich Depressionen bei Menschen mit degenerativen Hirnveränderungen, Stirnhirninsulten, Morbus Parkinson, Unterfunktion der Schilddrüse, weiteren hormonellen Störungen sowie als medikamentöse Nebenwirkungen. Als biologische Ursachen sind ferner Vitaminmangel (B12, Folsäure, D) und Eisenmangel zu beachten. Auch intrapsychische Belastungen – etwa Schuld- oder Schamgefühle oder innere Konflikte – bilden sehr häufig den Ausgangspunkt der depressiven Entwicklung. Sie sind also nicht nur ein Glied im bereits angestoßenen Teufelskreis. Unter den heutigen Arbeits- und Lebensbedingungen führt besonders oft ein Erschöpfungs- oder Burn-out-Prozess zu depressiven Symptomen. Dabei verbinden sich beruflicher Stress und intrapsychische Spannungen meist so miteinander, dass ein Circulus vitiosus ausgelöst wird.

4.5 Beispiel für ein depressives Hochschaukeln

Das aufgezeigte theoretische Modell soll an einem besonders charakteristischen Beispiel illustriert werden. Es zeigt, wie eine tiefe Enttäuschung, die einen Menschen an einer verletzlichen Stelle trifft, zur Deprimierung führt und daraus eine Depression entstehen kann, weil das Coping mit der Deprimierung bzw. Enttäuschung misslingt. Rolf Lyssy, Regisseur erfolgreicher Schweizer Filme, u. a. „Die Schweizermacher", hat vor zwölf Jahren eine schwere depressive Episode durchgemacht, die über ein halbes Jahr andauerte. Er hat über sein Erleben in der Depression, über die Behandlung in der Psychiatrischen Universitätsklinik Zürich, die ich damals leitete, und über seinen biographischen Hintergrund nach seiner Genesung ein viel gelesenes Buch geschrieben mit dem Titel „Swiss Paradise". „Swiss Paradise" sollte auch sein Film heißen, der nie zustande kam, aber für Lyssys Leiden eine wichtige Rolle spielte.

Ich wähle Passagen aus seinem empfehlenswerten Werk aus und setze sie zu einer kurzen Geschichte – einer originären Fallvignette – zusammen.

Zum Auslöser der Depression:
„Begonnen hatte alles … Mitte Februar 1998 … Ich hatte einsehen müssen, dass die auf den Sommer des gleichen Jahres geplante Produktion meines neuen Spielfilms, einer Komödie mit dem Titel „Swiss Paradise", nicht zustande kommen würde. Es gab verschiedene Gründe: Zum einen war es dem Produzenten nicht gelungen, die Finanzierung sicher zu stellen, zum andern entdeckte ich bei der letzten Drehbuchüberarbeitung derart gravierende Mängel, die mir früher nie aufgefallen waren, sodass an einer Realisierung des Films zum vorgesehenen Termin nicht mehr zu denken war.

Über drei Jahre hatte ich mich in dieses Projekt geradezu verbissen, wollte mit dem Kopf durch die Wand, auch aus Gewohnheit, weil man in diesem Land, will man einen Film realisieren, gezwungen wird, diesen Weg zu gehen: *straight through the wall*. Nur diesmal war es anders. Alle Mühen, alle Hoffnungen waren vergeblich gewesen (S. 13).

Eine ungeheure Angst, nicht mehr schlafen zu können, kroch in mir hoch. In der ersten Nacht schrieb ich das noch dem Jetlag zu; als ich jedoch auch die folgenden zwei Nächte wach im Bett lag, mit zunehmendem Herzklopfen, während sich in meinem Kopf die Gedanken immer schneller zu drehen begannen, beschlich mich ein unheimliches Angstgefühl, das sich zunehmend in Panik verwandelte ...
Ich merkte im Laufe des nächsten Tages, wie ich mir zunehmend abhanden kam, entfremdet, immer stärker abgeschnitten vom Leben um mich herum. Es war, als ob ich ständig über die eigene Schulter schauen und jede Sekunde von neuem über mich selbst erschrecken würde. Ich konnte einfach nicht aufhören zu grübeln. Eine ärztliche Konsultation war unumgänglich ... Bei der ersten Konsultation heulte ich wie ein kleines Kind und brachte kaum ein Wort über die Lippen. Es sollte für viele Monate das letzte Mal gewesen sein, dass ich in der Lage war, einem Gefühl Ausdruck zu geben, auch wenn es sich um ein schmerzliches und doch irgendwie wohltuendes Weinen handelte" (S. 22).

Zum depressiven Zustandsbild bzw. zur depressiven Aktionshemmung
„Über sieben Wochen befand ich mich schon in der Klinik und ein Ende war immer noch nicht abzusehen ... Die einzigen erträglichen Augenblicke erlebte ich jeweils kurz vor dem Einschlafen, wenn die Medikamente zu wirken begannen ... Aber dann kam der Morgen und mit ihm ein neuer Tag ... Ich kämpfte gleichzeitig gegen das Nicht-aufstehen-wollen wie gegen das Nicht-aufstehen-können an. Ich lag da wie ein dahin vegetierendes Stück Mensch ohne jegliche Willenskraft ... Aufstehen bedeutete nichts anderes, als sich erneut einem völlig sinnlosen Tag auszuliefern. Diese Folter endete erst, wenn der Körper bzw. die volle Blase rebellierte und der Gang zur Toilette der Quälerei im Bett ein Ende setzte. Nach der Dusche folgte die nächste Tortur. Was anziehen? Ich war absolut nicht in der Lage, mich zu entscheiden, welche Hose und welches Hemd ich anziehen wollte (S. 123).

Ich war behindert, im wahrsten Sinn des Wortes. Beim Telefonieren erging es mir nicht besser. Meistens hängte ich den Hörer auf, bevor ich die Nummer zu Ende gewählt hatte. Ich konnte mich auf das, was ich sagen wollte, nicht konzentrieren und hatte bodenlose Angst vor jedem Gespräch, egal mit wem. So sass ich, wie in einem Schraubstock gefangen, auf meinem Bürostuhl und grübelte stundenlang vor mich hin, wollte die Anrufe beantworten, die ich auf meinem Apparat abgehört hatte, meistens von lieben Freunden, die sich nach mir erkundigten. Ich sass da und konnte nicht. Ich wusste, ich bin ihnen das schuldig. Sie kümmern sich um mich. Ich muss mich melden, nur damit sie sehen, dass ich noch am Leben bin. Das Lächerlichste auf der Welt: Hörer abheben, Nummer wählen, warten, bis sich am andern Ende der Leitung eine Stimme meldet. Es ging nicht. Es ging einfach nicht. Und das zu realisieren war die reinste seelische Folter" (S. 125/126).

Zum persönlichen Hintergrund, zur schamhaften Verletzlichkeit, zum Erfolgsbedürfnis und dazu, was den letzten filmischen Misserfolg so grausam machte

„Ängste hatten mein inneres Gleichgewicht immer wieder gestört … Aus den Erzählungen meiner Mutter wusste ich, dass meine Seele, wo immer sie sich in einem Kleinkind befinden mag, einmal schwer gelitten haben muss: Im Herbst 1938 in Frankfurt, als meine Mutter mich bei ihren Eltern zurückliess und nach Berlin weiterreiste … (S. 161).

Waren die Ursprünge der Angst, die mich im Sommer 1998 so lähmten, auch in Erlebnissen aus meiner früheren Kindheit zu finden? Ich war acht Jahre, mein Bruder einige Monate alt, als wir aus der Stadt nach Herrliberg zogen, in das idyllische Bauerndorf, von dem meine Mutter so begeistert gewesen war. Ihre Absicht, meinen Bruder und mir auf dem Lande eine unbeschwerte Kindheit zu ermöglichen, war verständlich und lobenswert, und ich hatte auch unvergesslich schöne Erlebnisse. Ich hatte mein eigenes Temperament, war fröhlich, aufgeweckt und manchmal ausgesprochen übermütig, besonders dann, wenn ich vor Buben und Mädchen aus der unmittelbaren Nachbarschaft im Garten vor dem Sechsfamilienhaus, in dem wir wohnten, in einem aus alten Leintüchern und Decken selbst gebastelten Zirkuszelt meine Clownerien vorführte. Ich wollte geliebt werden, tat alles, um zu gefallen und hatte Erfolg … Aber in Herrliberg wurde mir im Lauf der Zeit mein Anderssein unerbittlich ins Bewusstsein genagelt …

Ich gehörte nun mal nicht wie alle Dorfbewohner zur protestantischen oder katholischen Gemeinde. Ich gehörte zu keiner Religionsgemeinschaft. Auch nicht zur jüdischen, denn meine Mutter wollte nicht Mitglied einer Gemeinde sein, die für die Rettung ihrer Eltern keinen Finger gerührt und ihr auch noch im Wochenbett das Leben schwer gemacht hatte. Bei aller Liebe zu uns und trotz ihres sicher ehrlich gemeinten Wunsches, uns in gesunder Landluft aufwachsen zu sehen – der wahre Grund meiner Mutter, nach Herrliberg umzuziehen, lag wohl eher darin, eine möglichst große Distanz zwischen ihr und der Familie meines Vaters herzustellen … (S. 168).

… aufgewachsen mit dem dauernden Gefühl, anders zu sein als die andern, verhöhnt und ausgelacht zu werden, verantwortlich gemacht zu werden für diese verlogene Blutschuld, die man den Juden seit 2000 Jahren an-

dichtete, etwas davon musste in der Seele hängen bleiben. In einer Kinderseele, die sich, kurz vor der Pubertät, offen wie ein Scheunentor, problemlos beeinflussen, manipulieren, verformen ließ.

Dazu kamen noch die Sittenwächter, jeder auf seine Weise bereit, alles zu tun, um das Tabu der Sexualität aufrecht zu erhalten. Von Aufklärung keine Spur. Zuhause nicht; in diesem Punkt liessen mich meine Eltern auch im Stich, und in der Schule nicht. Es blieb jeder von uns sich selbst überlassen und ich aufgrund meiner Herkunft erst recht. Die Tatsache, dass bei mir das ominöse Stückchen Haut fehlte, ausgerechnet dort, wo bei einem jungen Menschen das Herz des körperlichen Schamgefühls sitzt, nämlich zwischen den Beinen, machte für mich das Sich-selbst-Überlassensein beinahe unerträglich und verunmöglichte es mir noch zusätzlich, gleichwertig unter Gleichwertigen zu sein. Ich tat alles, um nicht publik zu machen, dass ich beschnitten war, denn ich schämte mich bis ins Innerste meiner Seele. Dieses Schamgefühl, gepaart mit der Angst, entdeckt zu werden, begleitete mich ewig-während scheinende lange Jahre … (S. 171).

Anderssein und im Anderssein Alleinsein, wie ich es in den Jahren meiner Kindheit und Jugend erlebte, hatten Spuren hinterlassen. Auch wenn meine Ängste, von denen ein Teil damals schon ohne Zweifel falsch waren, meinen späteren Gefühlshaushalt nachhaltig beeinflussten, so war das Alleinsein im Anderssein eine schmerzvollere Erfahrung und, später, Belastung. So schmerzvoll, dass ich alles versuchte, um mich anzupassen, wie Leonhard Zelig, das brillante, Mensch gewordene Chamäleon in Woody Allens gleichnamiger Filmkomödie. Es half, dass ich mich in Gruppen wohl fühlte, mich nach Kameradschaft und Freundschaft sehnte. Wo und wann immer sich eine Gelegenheit ergab, tat ich alles, um den Makel des Andersseins abzuschütteln und ein Gleicher unter Gleichen zu werden. In der Schule, später in der Fotografenlehre, in der Gewerbeschule und schließlich auch in der Rekrutenschule. Obwohl ich von Grund auf alles hasste, was mit der Armee und ihren Begleiterscheinungen zusammenhing" (S. 173/174).

Zum Ende des depressiven Teufelskreises (nach vielen Monaten)
„Die Depression hatte sich innerhalb von knapp zwei Wochen davon geschlichen, wie ein feiger Dieb, der, auf der Suche nach Beute, eine ganze Wohnung auf den Kopf gestellt hat und dann, kurz bevor er erwischt wird, durch die Hintertür abhaut. Vor drei Wochen war ich aus der Klinik entlassen worden. Ins Licht der Welt getreten, hinaus gedrückt aus dem engen, dunkeln, unendlich langen und zeitweise erstickenden Geburtskanal eines undefinierbaren Monsters. Immer wieder ertappte ich mich, wie ich mich selber testete, ob meine wiedergefundene Fähigkeit, etwas wollen zu können, und die damit verbundenen Gefühle von Lust, Freude und Hoffnung in mir zu spüren, nicht etwa nur Einbildungen waren. Sackte die Stimmung aus irgendeinem Grunde etwas ab, war sofort Angst vor einem möglichen Absturz da, die dann aber durch den kraftvollen Schub eines positiven Gefühls umgehend neutralisiert wurde ... Diese plötzliche Wendung zum Guten war mir immer noch ein Rätsel. Was hatte denn eigentlich in welchem Mass und in welcher Form zu meiner Genesung beigetragen? Die Chemie? Die unermüdlichen, liebevollen Bemühungen meiner Familie, meiner engsten Freundinnen und Freunde, die alles getan hatten, um mir zu helfen und mich nicht fallen zu lassen oder schlicht und einfach die Zeit?" (S. 198)

Soweit Rolf Lyssy (2001). An anderer Stelle seines lesenswerten Buchs diskutiert Rolf Lyssy auch den Einfluss von Lithium, das ihm als Zugabe zu Antidepressiva gegeben wurde, und die kognitive Verhaltenstherapie, die neben einer vor allem psychodynamisch orientierten Therapie zur Anwendung kam. Jahre später sagte er in einem Interview: „Ich habe etwas durchgemacht, das mich stärker gemacht hat. Ich habe ein Sensorium bekommen, das mich stärker gemacht hat."
   Rolf Lyssy ist bis heute depressionsfrei geblieben. Sein Buch über die Depression wurde zum großen Erfolg, der ihm für den gleichnamigen Film „Swiss Paradise" versagt blieb. Es könnte gut sein, dass gerade diese narrative Einordnung der Depression in sein Leben – neben dem Erfolg des Buches – zu seiner weiteren Stabilisierung beigetragen hat.

4.6 Statt einer Zusammenfassung: ein bildlicher Vergleich

Metaphorisch kann die Depression – nach einem C.G. Jung zugesprochenen Bild – als „Dame in Schwarz" vorgestellt werden. Wenn diese „Dame in Schwarz" auf ihr erstes Anklopfen nicht angehört, sondern abgewiesen wird, kann sie bösartig werden. Sie zwingt dann die betroffene Person zum leidvollen und verzweifelten Stillhalten. Dazu benutzt sie raffinierte Mittel emotionaler, kognitiver und psychomotorischer Art. Mit Hoffnungslosigkeit, Denkhemmung und Kraftverlust unterbindet sie jeglichen Fluchtversuch.

Gleichzeitig plagt sie den Menschen mit innerer Unruhe und psychischem Schmerz, so dass er sie auch gegen seinen Willen zur Kenntnis nehmen muss. Aus der „Dame in Schwarz" ist ein Monster geworden, das den Menschen wie einen Gefangenen mit seinen Fangarmen festhält. Spätestens jetzt wird eine Therapie nötig. Depressionsbehandlung heißt aber immer auch Anerkennung dieses unwillkommenen und schließlich lähmenden Gastes. Um seine mögliche Rückkehr zu verhindern, ist es hilfreich, nicht nur sein Erscheinungsbild zu kennen, sondern auch seine allfällige Botschaft zu hören.

5 Gestufte Therapieansätze zur Wiedergewinnung des Gleichgewichts

Das eben dargestellte pragmatische Depressionsmodell dient einer ersten Übersicht über die heute zur Verfügung stehenden psycho-, sozio- und pharmakotherapeutischen Methoden und ihrer Angriffsorte im zirkulären Depressionsgeschehen. Das Modell macht es einfacher, die einzelnen möglichen therapeutischen Ansätze einzuordnen und ihren Stellenwert zu bestimmen. Es lässt auch besser verstehen, wann, in welcher Intensität und evtl. in welcher Sequenz die einzelnen Therapiemethoden je nach Schweregrad bzw. Falltiefe anzuwenden sind.

Die gewählte Darstellungsweise hat den Vorteil der pragmatischen Systematik, aber den Nachteil einer Übersicht, die immer von konkreten Besonderheiten abstrahieren muss. Diese Besonderheiten sollen – gerade auch hinsichtlich personaler und psychotherapeutischer Fragestellungen – in den nachfolgenden Kapiteln dargelegt und diskutiert werden, soweit sie nicht schon im dritten Kapitel zur Sprache kamen.

Therapie (griech.: Sorge tragen) ist in der Psychiatrie immer dann besonders nachhaltig wirksam, wenn sie mit einer „Hilfe zur Selbsthilfe" einhergeht. Das ist mit ein Grund, weshalb ich die Möglichkeiten der Selbsthilfe an den Anfang dieser therapeutischen Übersicht stelle. Im zirkulären Depressionsmodell (▶ **Abb.** 7) setzt die Selbsthilfe bei der Wahrnehmung der Aktionshemmung ein und schließt den Umgang mit der dadurch veränderten Lebenssituation ein.

Selbsthilfe ist umso einfacher zu praktizieren und hat einen umso unmittelbareren Effekt, je leichter die Depression ist. Bei schweren Depressionen spielt zwar der Umgang mit der depressiven Problematik ebenfalls eine Rolle, doch ist der Freiheitsgrad des Coping durch die fortgeschrittene Aktionshemmung stark eingeschränkt. Bei letzteren spielen deshalb therapeutische Eingriffe eine viel größere Rolle als bei leichten depressiven Episoden, die den Ausgangspunkt dieser systematischen Therapieübersicht bilden sollen. Dieses Einsetzen bei leichten Depressionen und das Fortschreiten zu mittelschweren und schließlich schweren depressiven Episoden macht auch insofern Sinn, als damit die Zunahme der depressiven Funktionsstörung bzw. der Beeinträchtigung der

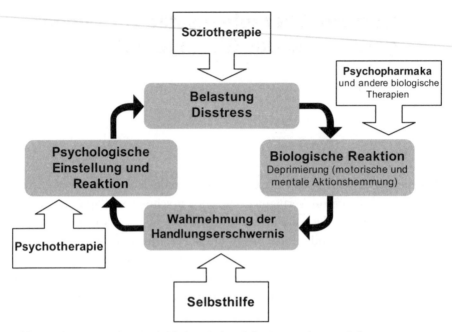

Abb. 7: Therapeutische Möglichkeiten anhand des Depressionsmodells

Homöostase und der Einschränkung der Adaptionsfähigkeit wiedergegeben wird. Diese Fortentwicklung kann man sich graphisch noch besser vorstellen, wenn das zirkuläre Depressionsmodell nicht nur kreisförmig dargestellt wird (wie in ▶ **Abb. 7**), sondern in seiner spiralförmigen Entfaltung (wie in ▶ **Abb. 8**).

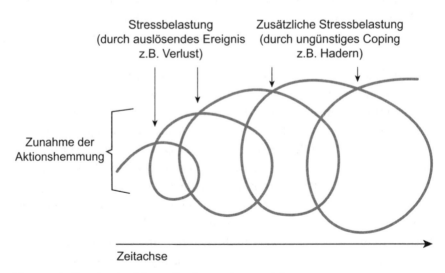

Abb. 8: Spiralförmige Entfaltung des Depressionsmodells

Dann wird noch deutlicher, wie sich eine Depression hochschaukeln kann (von Deprimiertheit über eine leichte Depression bis zur schweren depressiven Erkrankung) und wie sich dabei nicht nur das Ausmaß der Behinderung und des Leidens verändert, sondern sich auch die Art resp. Belastung von außen nach innen verschiebt (z. B. bei zunächst äußeren Verlusten oder Konflikten zu inneren Ohnmachtsgefühlen und zur Enttäuschung über sich selbst).

5.1 Hilfe zur Selbsthilfe bei beginnender leichter Depression

In einer leichten depressiven Episode ist es vielen betroffenen Menschen noch möglich, ihrem Beruf nachzugehen und auch andere Rollen im sozialen System zu erfüllen, wenn auch mit Mühe. Sie haben also ihr Gleichgewicht in sozialer Hinsicht nicht ganz verloren, sondern sind eher mit einem erschöpften Seiltänzer zu vergleichen, der überaus vorsichtig und zaudernd auf schwankendem Seil voranschreitet. Solche Menschen befinden sich am Übergang von adaptiver Deprimiertheit zu maladaptiver Depression, wobei die deprimierte Seite ihre protektive Wirkung noch nicht wesentlich eingebüßt hat. Hier ist die Chance groß, dass der betroffene Mensch sein fragiles Gleichgewicht wieder stabilisieren kann. So wurde in den verschiedensten Studien (NICE 2004) übereinstimmend festgestellt, dass Menschen mit beginnender leichter depressiver Episode sehr häufig innerhalb weniger Wochen eine spontane Besserung erfahren. Konsequenterweise verweisen auch die Richtlinien der Deutschen Gesellschaft für Psychiatrie, Psychotherapie und Nervenheilkunde (DGPPN 2009) darauf, dass ein Patient mit dieser Problematik nicht umgehend aktiv (z. B. mit Antidepressiva) zu behandeln ist. Es ist hingegen nötig, ihn achtsam zu begleiten. Das heißt natürlich nicht, dass der Therapeut untätig sein soll. Aber seine Hilfe soll mehr zur Klärung der Situation und damit zur Entlastung beitragen. Es geht darum, einem durch die depressive Veränderung verunsicherten Menschen Sicherheit zu geben und ihm Mut zu machen. Das kann mittels diagnostischer und prognostischer Einschätzung seiner Problematik geschehen, aber auch z. B. dadurch, dass man ihn nach früheren Krisen befragt, die er selbständig gemeistert hat. Entlastend kann auch sein, wenn für den leicht depressiven Menschen deutlich wird, dass seine aktuelle Reaktionsweise in Zusammenhang mit belastenden Auslösefaktoren steht und nachvollziehbar bzw. verständlich ist. Hilfreich ist oft, wenn darauf hingewiesen wird, dass das Verarbeiten eines schmerzenden Verlustes Zeit braucht, und dass selbst ein völlig adäquater

Trauerprozess oft viele Wochen in Anspruch nimmt. In diesem Zusammenhang kann auch angedeutet werden, dass Traurigkeit oder Tränen, wenn sie auftreten, zum Heilungsprozess gehören, und dass das vitale Gefühl der Traurigkeit nicht mit der Devitalisierung einer Depression verwechselt und unterdrückt werden sollte.

Von ganz grundsätzlicher Bedeutung ist die Einstellung und Haltung des Therapeuten zum depressiven Geschehen. Sieht er selbst bei leichteren depressiven Episoden nur das Pathologische, so wird er geneigt sein, die depressive Gefährdung zu betonen und zur aktiven Behandlung zu raten. Sucht er hingegen bei leichteren Depressionen neben maladaptiven auch nach adaptiven Elementen, so wird er bei sonst günstigen Lebensbedingungen eines leichter depressiven Menschen zwar die Pathogenese im Auge behalten, aber die Salutogenese, mithin die Selbstheilungskräfte, zu unterstützen suchen. Dabei gilt es meines Erachtens auch zu berücksichtigen, welche Konsequenzen die eine oder andere therapeutische Haltung für den Patienten kurz- oder längerfristig haben kann. Einmal unabhängig von den direkten somatischen Aus- und Nebenwirkungen einer Pharmakotherapie sind auch psychologische Folgen zu bedenken. Persönlich halte ich es für wahrscheinlich, dass ein günstig erfahrenes Coping bei leichter depressiver Episode den späteren Umgang mit Lebensschwierigkeiten und Deprimiertheit anders beeinflussen wird, als eine sofortige erfolgreiche (medikamentöse) Therapie. Ein schnelles und oft unnötiges medikamentöses Eingreifen macht eine geringgradige Depressivität zur medizinischen Sache. Das dürfte die bewusste Auseinandersetzung mit Deprimiertheit und Depressivität eher hemmen und kaum zur persönlichen Reifung beitragen. Umgekehrt dürfte das Durchstehen einer Krise bzw. die (salutogenetische) Erfahrung von Selbstheilungskräften dazu beitragen, den eigenen körperlichen und psychischen Ressourcen vermehrt zu vertrauen und bei später erneutem Auftreten von Deprimiertheit oder leichter Depressivität nicht so stark alarmiert zu sein. Solches zu erwägen legt auch das vorgestellte Depressionsmodell nahe. Denn das erneute Auftreten und der weitere Verlauf depressiver Störungen hängen nicht zuletzt vom persönlichen Umgang mit der erfahrenen Aktionshemmung ab. Gelingt es einem Menschen, eine auftretende depressive Verstimmung als Herausforderung anzunehmen, so verringert er damit auch das Risiko, dass sich seine Depressionsprognose infolge von Grübeln und Hadern verschlechtert (Übersicht bei Nolen-Hoeksema 1993). Solche Zusammenhänge werden heute umso wichtiger, als es nicht mehr – wie noch vor wenigen Jahrzehnten – darum geht, eine Therapie mit Antidepressiva zu enttabuisieren. Heute besteht mitunter die umgekehrte Gefahr, dass antidepressive Medikamente auch dann eingesetzt werden, wenn ihre Indikationsstellung zweifelhaft ist. Damit wird aber einer Einstellung Vorschub geleistet, ein Mensch könne sich einer psychischen Problematik nur erwehren, wenn er sie wie einen Feind bekämpfe und dazu auch medikamentöse Waffen einsetze. Die Kehrseite dieser aktuellen Strömung zeigt sich besonders deutlich, wenn die eingesetzten Antidepressiva bei leichten depressiven Episoden nicht sofort Erfolg zeigen und sich die Enttäuschung darüber in wachsender Unruhe oder Verzweiflung Ausdruck schafft. Um eine solche Entwicklung zu vermeiden, genügt es meist nicht – wie von pharmakologischer Seite empfohlen – von vornherein darauf aufmerksam zu machen, dass möglicherweise verschiedene Medikamente nacheinander eingesetzt werden müssen. Zum einen wird dadurch der wichtige Placeboeffekt der Medikation vermindert, zum anderen verweist gerade ein solcher Hinweis darauf hin, dass Medikationen zeitaufwändig sein können und kaum Zeit verloren geht, wenn bei leichten depressiven Episoden der Selbstheilung eine Chance gegeben wird.

All dies lässt den Schluss zu, dass ein Zuwarten mit einer antidepressiven Therapie (für wenige Wochen) bei leichteren depressiven Episoden nicht nur vertretbar ist, sondern in der Regel Sinn macht. Ausnahmen bilden Patienten, die schwerere rezidivierende Depressionen in der Vorgeschichte haben oder eine Medikation aus anderen Gründen dringend wünschen. Auch eine erhebliche Schlafstörung kann den Einsatz von sedierenden Antidepressiva anstelle der sonst üblicherweise verabreichten Tranquilizer indizieren.

„Hilfe zur Selbsthilfe" hat nicht nur mit verbalem Beistand zu tun. Wie ausgeführt, kann auch der mindestens vorläufige Verzicht auf einen therapeutischen Eingriff ein wichtiges und Mut machendes Signal darstellen. Gerade weil es leicht depressiven Menschen oft noch möglich ist, ihr fragiles Gleichgewicht – wenn auch mitunter mit Zittern und Zagen – zu halten, ist eine Vertrauen weckende und Hoffnung stärkende Haltung des Therapeuten so zentral. Eine solche Haltung darf aber nicht vorgetäuscht sein, soll sie Wirkung erzielen. Voraussetzung ist deshalb die Überzeugung des Therapeuten, dass eine leichtere depressive Episode auch ohne Antidepressiva oder andere Eingriffe durchgehalten werden kann und die Chance eines günstigen Spontanverlaufs besteht. Dann kann auch einem verunsicherten Patienten glaubhaft vermittelt werden, dass ein weiterer Verlust seines schwankenden Gleichgewichts keineswegs zwingend ist und dass realistische Hoffnung auf ein Abklingen der leichten depressiven Episode besteht. Dazu verhilft ein klärendes Gespräch, in dem auch die Befürchtungen und Reaktionsweisen des Patienten angesichts der einsetzenden Depression zur Sprache kommen. Dann können günstige Copingweisen bestärkt werden oder auf Wunsch Umgangsweisen zur Sprache kommen, die sich bei anderen Patienten als hilfreich erwiesen haben oder in der Literatur aufgrund von Studien empfohlen werden (▶ **Abb. 9**).

- Deprimiertheit und Aktionshemmung möglichst als Herausforderung annehmen
- Sich daran erinnern, wie frühere Belastungen oder Krisen gemeistert bzw. überwunden werden konnten
- Aufkommende negative Gedanken und Gefühle nicht überbewerten, d.h. sich selber nicht unnötig schlecht machen
- Den gewohnten Rhythmus (schlafen – wachen, Tagesaktivitäten, Essenszeiten) soweit wie möglich beibehalten, aber alles langsamer angehen („einen Gang zurückschalten")
- Für den Körper Sorge tragen (sich bewegen, sich pflegen, sich ausgewogen ernähren, Pausen machen)
- Einen Ausgleich suchen bei Freunden, mit Angehörigen, beim Sport, in der Natur, in Kunst, Philosophie oder Religion, beim Therapeuten
- Sich bewusst sein: Tränen können entlasten, Wut kann aktivieren, Ekel und Scham können abgrenzen – bevor Freude befreit.

Abb. 9: Coping bei leichtgradigen depressiven Episoden

Vielleicht noch wichtiger ist es für den depressiven Menschen, wenn er darum weiß, dass ihm sein Therapeut bei Bedarf zur Seite steht und er sich auch im Notfall immer an ihn wenden kann. Dieses Wissen erleichtert es ihm, seine leichtere depressive Behinderung ohne allzu große Ängste durchzustehen. Wie ein Seefahrer mit einem bewegten Wellengang besser fertig wird, wenn er um die Erreichbarkeit eines sicheren Hafens weiss, traut sich auch ein depressiver Mensch mehr zu, wenn er einen therapeutischen Halt hat. Eine solche Sicherheit darf auch nicht mit Fremdabhängigkeit verwechselt werden, macht sie doch seine Autonomie nicht kleiner, sondern ermutigt eher dazu, neue Schritte zu wagen.

Mit all dem bisher Gesagten will ich aber keineswegs ausschließen, dass eine leichte depressive Episode für einen Menschen unerträglich wird oder eine ungünstige Wende nimmt. Gerade ein solcher, nicht regelhafter Fall wird bei achtsamer therapeutischer Begleitung nicht unerkannt bleiben. Er macht dann Hilfestellungen nötig, die im Folgenden bei den mittelschweren bis schweren depressiven Episoden abgehandelt werden. Die „Hilfe zur Selbsthilfe" bleibt zwar weiterhin wichtig, doch ist sie mit weiteren therapeutischen Schritten zu ergänzen. Ob im Übrigen schon spätestens zwei bis drei Wochen nach dem

Erstkontakt mit einem leicht depressiven Menschen die „aktiv-abwartende Begleitung" (watchful waiting, DGPPN 2009) einer gezielten Therapie zu weichen hat, wie das die genannten Richtlinien vorschlagen, ist meines Erachtens in jedem Einzelfall neu zu prüfen. So sind jene Patienten nicht selten, deren depressive Symptomatik zwar noch weiter besteht, sich aber in ihrem Umgang mit der Depressivität deutliche Fortschritte abzeichnen. Auch jene depressiv verstimmten Menschen sind nicht so selten, die ihr leicht depressives Leiden als Anstoß nehmen, ihre Lebenssituation zu überprüfen oder neu (auch psychodynamisch) zu interpretieren, ohne dass dadurch die depressiven Symptome schon ganz abgeklungen wären. In solchen Fällen ist es oft nicht nötig, bereits nach zwei bis drei Wochen eine spezifische bzw. manualisierte Psychotherapie oder eine antidepressive Medikation einzusetzen. Oft genügt es, die Betreuung im Sinne einer supportiven Psychotherapie zu intensivieren und das einsetzende Verständnis für ihre Lebenssituation oder den biographischen Hintergrund ihrer Depression zu unterstützen. Alarmierend ist hingegen eine progressive Zunahme der Symptomatik über Wochen. Sie macht ein gezielteres therapeutisches Vorgehen nötig (▶ **Kap. 5.2** und **6 bis 9**). Die Leitlinien(DGPPN) empfehlen neben dem Einsatz gezielter Psychotherapie auch alternativ den Einsatz von Antidepressiva.

Beim Fortschreiten einer zu Beginn noch leichteren depressiven Symptomatik wird es umso wichtiger, den Patienten über die Diagnose zu orientieren und ihm die spezifischen Therapiemöglichkeiten vorzustellen. Damit wird ihm auch bei wachsendem Leidensdruck aufgezeigt, dass Interventionsweisen bestehen, die seine medizinisch bekannte und häufige Störung bessern können. Die früher gängige Befürchtung, dadurch den Patienten zu etikettieren bzw. ihn mit einem Label zu belasten, ist heute angesichts einer veränderten Einstellung der Bevölkerung zur Depressionsdiagnose und -behandlung kaum mehr angebracht. Vielmehr trägt eine gute Information und Kommunikation zur Entlastung bei. Zudem ist es für eine gezielte und eingreifendere Therapie auch nötig, dem Patienten durch geeignete Informationen die Voraussetzung zu geben, einer vorgeschlagenen Behandlungsweise zuzustimmen oder eine Alternative zu wählen.

Diese „Aufklärung" des Patienten setzt natürlich eine aktualisierte diagnostische Klärung der psychischen Problematik voraus. Dabei sind kurze psychometrische Tests zwar vielfach eine Hilfe, doch können sie das persönliche Gespräch über das Beschwerdebild und den Kontakt mit dem Therapeuten nicht ersetzen. Es ist ja nicht so, dass in der Gesprächsführung diagnostische und therapeutische Elemente klar getrennt werden könnten. Ein gutes diagnostisches Gespräch kann durchaus therapeutische Wirkung zeigen, etwa dadurch, dass sich ein Mensch in seiner Depression durch die gezielten Fragestellungen des Therapeuten verstanden fühlt, oder dadurch, dass Beschwerden, die dem Patienten peinlich sind, eine wertneutrale Akzeptanz finden. Umgekehrt kann ein psychotherapeutisches Eingehen auf persönliche Hintergründe dazu beitragen, dass vorher unbekannte psychische (und somatische) Symptome zur Sprache kommen.

An diesem Punkt einer Therapie, an dem Weichen neu gestellt werden, sollten neben der psychischen Befundlage auch die somatischen Basisuntersuchungen vorliegen (z. B. Blutdruck, Puls, Gewicht, Blutbild, Leber- und Nierenwerte, Schilddrüsenhormone, Ferritin und Vitaminwerte wie B_{12} und Folsäure), ferner auch anamnestische Angaben zu körperlichen Erkrankungen und je nachdem ein Körperstatus und ein EKG. Meist bewährt es sich, diese Untersuchungen beim Hausarzt oder einem somatischen Kollegen einzuholen bzw. zu veranlassen. Diese Körperbefunde sind einerseits zum Ein- oder Ausschluss einer behandlungsbedürftigen somatischen Komorbidität nötig und können andererseits als Basis für weitere Maßnahmen der Depressionstherapie dienen.

Eine gewisse Versachlichung der Depressionsproblematik, die diese diagnostischen Schritte mit sich bringen, ist zu diesem Zeitpunkt häufig erwünscht. Je stärker die Depressionshemmung einen Menschen behindert, desto wichtiger wird es für ihn, eine gewisse Distanz zum depressiven Geschehen zu finden, um sich damit nicht völlig zu identifizieren. Die diagnostische Versachlichung kann diese Distanzierung unterstützen, sodass ein betroffener Mensch zwischen sich als Person und der funktionellen Störung des Organismus vermehrt unterscheidet. Allerdings bringt diese Distanzierung von depressiven Leiberfahrungen auch Gefahren mit sich, etwa wenn nach Abklingen der Depression auch die adaptiven Elemente des depressiven Geschehens als etwas Fremdes im Leben abgespalten bleiben.

5.2 Psychotherapie bei mittelschweren depressiven Episoden und bei hartnäckigen leichten Depressionen

Während eine verständnisvolle Begleitung im Sinne einer unspezifischen supportiven Psychotherapie alle Depressionsbehandlungen umfasst und – wie dargestellt – für leichte depressive Episoden die Therapie der Wahl ist, sind bei ungünstigem Verlauf solcher leichter Depressionen und insbesondere bei mittelschweren depressiven Episoden spezifische Psychotherapieansätze indiziert.

Dazu zählen die psychodynamisch orientierte Psychotherapie, die kognitive Verhaltenspsychotherapie und die interpersonelle Psychotherapie der Depression. Alle diese spezifischen Therapieverfahren, die sich in kontrollierten Untersuchungen zur Behandlung von leichten bis mittelschweren depressiven Episoden als effizient erwiesen haben, greifen in der einen oder anderen Weise am selben Ort des zirkulären Depressionsgeschehens an (▶ Abb. 7), nämlich am psychologischen Umgang einer Person mit ihrer depressionsgeprägten Aktionshemmung und Lebenssituation. Dieser Umgang ist gerade bei mittelschweren Depressionen durch Selbstinfragestellung charakterisiert, also durch die Tendenz, über sich selbst enttäuscht zu sein und sich hilflos ausgeliefert zu fühlen. Das Ziel der psychotherapeutischen Depressionsbehandlung besteht denn auch – so könnte man verkürzend zusammenfassen – darin, den Teufelskreis der Depression durch eine Veränderung des Selbstbildes und der damit zusammenhängenden Handlungstendenzen zu durchbrechen. Das kann direkt durch gezielte Auseinandersetzung mit negativen Denkmustern geschehen, wie in der kognitiven Psychotherapie, oder indirekt über ein neues Verständnis der das Selbstbild prägenden Biographie, wie in der psychodynamisch orientierten, psychoanalytischen Kurztherapie. Es kann schließlich auch durch eine Veränderung des Selbstverständnisses infolge verbesserter zwischenmenschlicher Beziehungen erfolgen, wie in der interpersonellen Psychotherapie.

	Interpersonelle Therapie	Kognitive Therapie	Psychodynamische Therapie (v. a. psychoanalytische)
Krankheitsursache	Belastende interpersonelle Beziehung	Verzerrendes, negatives Denken	Innere Konflikte und emotionale Abwehr
Therapeutische Mittel	Lösung der interpersonellen Probleme	Veränderung der Denkmuster	Aufarbeiten von biographisch angelegten inneren Konflikten

Abb. 10: Die drei empirisch überprüften spezifischen Psychotherapiemethoden der Depression im Überblick

Bei allen konzeptionellen Unterschieden dieser Psychotherapieansätze (▶ Abb. 10) spielt doch die Hinführung zur Selbstbeobachtung immer eine wichtige Rolle. Jedes Verfahren berücksichtigt auch die problematische Selbstregulation depressiver Menschen. So versuchen psychoanalytisch orientierte Therapien ein fragiles oder konflikthaftes Selbstgefühl zu verändern. Kognitiv verhaltenstherapeutische Therapieansätze sind bestrebt, die Hilflosigkeit und Selbstabwertung depressiver Menschen aufzulösen, und die interpersonelle

Therapie will das schwankende depressive Selbst durch interaktionelle Kompetenz stabilisieren.

Immer geht es darum, die persönlichen Ressourcen zu stärken und dem depressiven Menschen dazu zu verhelfen, mit sich und seiner Lebenssituation so umgehen zu lernen, dass ein neues Gleichgewicht gefunden wird und die depressive Aktionshemmung abklingt.

Zu den Wirkverfahren der Psychotherapie zählen neben einer guten therapeutischen Beziehung ganz allgemein:

- Ressourcenaktivierung,
- Problemaktualisierung,
- Problembewältigung (wie korrigierende emotionale Erfahrung) und
- motivationale Klärung (wie Einsicht in konflikthaftes Verhalten).

Neuerdings wird auch in der Therapieforschung (Caspar 2010) vermehrt versucht, die Wirkfaktoren der verschiedenen Therapieansätze in den Blick zu bekommen und die einzelnen Methoden in ein Gesamtkonzept einzuordnen, statt sie gegeneinander auszuspielen. In Kapitel 9 wird auf die einzelnen Psychotherapieverfahren detailliert eingegangen und gleichzeitig der Versuch gewagt, einzelne Techniken fallorientiert miteinander zu kombinieren.

Hier nur so viel: Das Verständnis für persönliche Eigenheiten – etwa stark appellative Züge, Dependenz oder dominantes Aufbegehren bei großem Autonomiebedürfnis – kann durch den *psychoanalytischen Ansatz*, der die Biographie besonders berücksichtigt, gefördert werden.

Es kann dadurch auch besser gesehen werden, welche Momente und Umstände für einen Patienten besonders kränkend und verletzend sind. Idealerweise kann der Patient durch dieses bessere Verständnis direkt (über Deutungen des Therapeuten), oder wohl noch wichtiger indirekt (über die therapeutische Beziehungsgestaltung) Nutzen ziehen.

Der *kognitiv-verhaltenstherapeutische Ansatz* verbleibt demgegenüber stärker im „Hier und Jetzt" und ist störungsorientiert. Er ist der Lerntheorie verpflichtet und arbeitet vermehrt edukativ mit Hausaufgaben. Dieser Ansatz eignet sich besonders für Menschen, die eine isolierte depressive Symptomatik haben und weniger an inneren Konflikten als an Hilflosigkeit im Umgang mit der depressiven Aktionshemmung leiden.

Die *interpersonelle Psychotherapie* richtet sich in besonderem Maße an Menschen, deren Depression durch zwischenmenschliche Problembereiche ausgelöst worden ist oder aufrechterhalten wird. Schwerpunkte dieser Therapieform sind pathologische Trauerreaktionen nach persönlichen Verlusten oder Depressionen nach dem Verlust sozialer Rollen und bei anhaltenden interpersonellen Konflikten.

Allerdings sind im psychiatrischen und psychotherapeutischen Alltag reine Problemstellungen, wie sie eben in schematisierender Weise genannt wurden, eher selten zu finden. Auch deshalb sind die aufgeführten Therapieansätze bisher meist an gemischten Untersuchungskollektiven untersucht und angewandt worden. Aufgrund vielfältigster Studien und mehrerer Metaanalysen (Übersicht bei DGPPN 2009 und Berger et al. 2009) kann geschlossen werden, dass die spezifischen Psychotherapiemethoden bei leichten bis mittelschweren depressiven Episoden mindestens so gut wirksam sind wie Pharmakotherapien, aber einen nachhaltigeren Effekt haben dürften.

5.3 Interventionen zur sozialen Stressreduktion bei leichten und schwereren Depressionen

Überfordernde Belastungen wie der Verlust eines Partners, die Kündigung einer Arbeitsstelle, zermürbende Konflikte und verletzende Kränkungen stehen häufig am Anfang einer Depressionsentwicklung. Solche belastenden Lebensereignisse können aber nicht nur zur Depressionsauslösung führen, sondern im weiteren Verlauf auch zur Depressionsvertiefung beitragen, wenn sie einem Menschen unlösbar scheinen und wie eine Lawine weitere Probleme und Sorgen mit sich führen. So kann der Tod eines nahen Angehörigen über den unmittelbaren Schrecken hinaus zu sozialen Einschränkungen führen, das Beziehungsnetz eines Menschen schwächen, zur Isolation beitragen, mit einem Status- und Rollenverlust einhergehen oder zu finanziellen Nöten Anlass geben. Es können sich infolge des depressiv veränderten Verhaltens eines Menschen zudem zwischenmenschliche und soziale Konflikte ergeben oder schmerzhafte Lücken und Defizite der Lebensbewältigung offenbaren, die vorher durch den verlorenen Partner zugedeckt waren. Auch ist es nicht selten, dass sich der Appellcharakter einer anfänglich leichteren depressiven Reaktion mit der weiteren Depressionsentwicklung abschwächt (Hautzinger et al. 1982) und parallel dazu die zunächst engagierte Hilfe von Angehörigen und Freunden abnimmt oder sich gar in ein betontes Abgrenzen verkehrt. Letzteres – von den Bezugspersonen manchmal als Selbstschutz deklariert – stellt aber für den hilfsbedürftigen Menschen eine belastende Kränkung dar.

Damit sind nur einige häufige Zusatzbelastungen aufgezählt, die sich im Verlauf einer depressiven Entwicklung beobachten lassen. Viele weitere sind möglich. Sie alle haben gemeinsam, dass sie zur Verstärkung des depressiven Verhaltens beitragen können. Sie sind deshalb in der Behandlung zu berücksichtigen. Allerdings ist es therapeutisch nicht so leicht, Abhilfe zu schaffen. Es gehört zur Kultur der modernen Gesellschaft, dass sich jeder Mensch selbst am nächsten steht und das soziale Netz immer größere Lücken bekommt. Der aktuelle Autonomieanspruch wirkt sich auch auf depressive Menschen insofern aus, als sie selbst dem aufkommenden Wunsch nach Unterstützung ambivalent gegenüberstehen und ihn infolgedessen oft nur versteckt oder dann gereizt anbringen. Das macht aber die soziale und systemische Intervention in der Depressionstherapie nicht weniger wichtig. Im Gegenteil. Immer wieder ist zu überlegen, wie Belastungen in sozialer und lebenspraktischer Hinsicht abgefedert werden können. Grundsätzlich stehen dazu eher direkte und eher indirekte Interventionen zur Verfügung. Zu den ersteren zählt das Hinzuziehen von ambulanten Betreuungsdiensten (z. B. „Spitex" in der Schweiz), kirchlichen und anderen institutionellen Angeboten sowie von sozialarbeiterischer Hilfe. Dabei sind natürlich die Kenntnis der lokalen Verhältnisse und eine interdisziplinäre Vernetzung vorteilhaft.

Zu den eher indirekten, systemischen Interventionen gehören Angehörigengespräche und seltener Gespräche mit einem Vorgesetzten. Bestehen Anzeichen dafür, dass Angehörige überfordert sind und hilflos oder ungeduldig-fordernd reagieren, so ist es für depressiv erkrankte Menschen meist hilfreich und entlastend, wenn ein für sie wichtiger Lebenspartner in die Therapie einbezogen wird. Überfürsorgliche oder kritisch ablehnende Partnerreaktionen können dazu beitragen, dass sich ein Patient mit einem depressiven Zustand besonders schwer tut. So braucht es bedeutend weniger kritische Bemerkungen eines nahen Angehörigen, um die einjährige Verlaufsprognose depressiver Menschen zu verschlechtern, als bei Schizophreniekranken (Übersicht bei Hell 1985). Depressives Verhalten löst beim Mitmenschen meist Verunsicherung aus. Je nach Persönlichkeitsstruktur kann sich diese in vermehrter Kritik oder in Überfürsorglichkeit gegenüber dem depressiven Patienten zeigen.

Beide, Kritik und Überfürsorglichkeit, sind Ausdruck einer erhöhten emotionalen Spannung. Diese sog. expressed emotion (EE) kann mittels des Camberwell Family Interview gemessen werden. Nun verweist aber eine erhöhte emotionale Spannung (High-EE) nicht unbedingt auf eine negative Einstellung zum Patienten. Sie kann auch Ausdruck großer Sorge bei starkem Engagement sein. So zeigen desengagierte Angehörige, die auf Distanz gehen, oft geringere EE-Werte. Zudem hat sich in der EE-Forschung gezeigt, dass Angehörige mit großer emotionaler Spannung (High-EE) für Unterstützung dankbar sind und bei geeigneter Hilfestellung ihre überforderungsbedingte Kritik eindämmen können (Übersicht bei Hell 1998).

Es lohnt sich deshalb, mit Zustimmung des Patienten das Gespräch mit solchen kritischen oder überfürsorglichen Lebenspartnern zu suchen. Oft kann schon ein einziges Gespräch mit dem nächsten Angehörigen die Situation etwas entspannen. Voraussetzung ist, dass sich dieser in seiner Lebenssituation ebenfalls verstanden fühlt. Solche Gespräche können auch den Boden bereiten, später evtl. nötige Paar- oder Familiengespräche leichter einzuleiten. (Paar- und Familientherapie mit depressiven Patienten sind ausführlich bei Beach et al. 2009 und Bodemann et al. 2008 ausgeführt.)

So viel zum Umgang mit sozialen und familiären Belastungen. Das vorgestellte Depressionsmodell verweist aber noch auf eine andere Form des Disstress im Verlauf der Depressionsentwicklung, nämlich auf die intrapsychische Belastung des Patienten durch enttäuschte Erwartungen an sich selbst. Nicht wenige Patienten sind frustriert, dass sie die Aktionshemmung nicht selbst überwinden können. Sie laufen dann Gefahr, sich selbst vermehrt in Frage zu stellen und sich selbst zu beschämen.

Die Behandlung dieses intrapsychisch bedingten Stresses ist Teil des gesamten psychotherapeutischen Behandlungskonzepts, geht es doch – wie dargestellt – bei den spezifischen Psychotherapieansätzen auch darum, der Selbstinfragestellungstendenz entgegenzuwirken und überhöhte Selbstansprüche mit entsprechenden Enttäuschungsfolgen zu relativieren (▶ **Kap. 6.1**). Als konkreter Hinweis kann an dieser Stelle genügen, dass die Arbeit am Selbstkonzept depressiver Menschen von der Depressionstiefe und der damit zusammenhängenden kognitiven Beeinträchtigung abhängig zu machen ist. Vielfach kann das Selbstgefühl eines depressiven Menschen etwas gestärkt werden, wenn er in seiner depressiven Beeinträchtigung erleben kann, dass manches noch möglich ist, was er in seiner Hoffnungsarmut für undenkbar eingeschätzt hat. Deshalb macht es Sinn, in der psychotherapeutischen Arbeit mit depressiven Menschen immer wieder von der momentanen depressiven Aktionshemmung auszugehen und im Gespräch herauszuarbeiten, was ihnen trotz depressiver Einschränkung noch möglich ist.

Bei einem Patienten mit deutlichen zirkadianen Schwankungen, dessen Stimmung sich nachmittags oder gegen Abend aufhellt, kann die gestufte Aktivierung diesem zirkadianen Rhythmus angepasst werden. Da depressive Menschen immer wieder hoffen, am nächsten Tag mit neuer Kraft zu erwachen, dann aber an jedem neuen Morgen in dieser Erwartung enttäuscht werden, wirkt ein entsprechender warnender Hinweis mitunter entlastend. Ganz konkrete Bedeutung hat auch das Wissen darum, dass kreative und anspruchsvolle intellektuelle Tätigkeiten in der Depression stärker behindert sind, aber

Routinearbeiten (wie Gartenarbeiten, Putzen und Waschen, einfachere Büro-arbeiten oder die Erledigung von Routinetätigkeiten) meist noch möglich sind. Manche Aktivitäten (wie Spaziergänge, Kinogänge oder Ausstellungsbesuche) sind zudem leichter initiierbar, wenn der depressive Mensch einen Angehörigen oder Bekannten als Schrittmacher zur Verfügung hat, der seine Initiierungs-hemmung überwinden hilft. Generell ist nach meiner Erfahrung für einen depressiven Menschen das Lesen anspruchsvoller als das Zuhören, sodass ich bei eingeschränkter Konzentration entweder zu leichter und kurzer (dafür wiederholter) Lektüre rate oder einen Versuch mit Hörbüchern bzw. Radio-Hören empfehle. Surfen im Internet und Fernsehen sind weitere, eher „passi-ve Aktivitäten". Von Ferienreisen oder Kuraufenthalten ist hingegen eher abzuraten, da diese von schwerer depressiv erkrankten Menschen zumeist als Belastung erlebt werden, weil sie durch die an sie gerichteten Erwartungen überfordert sind. Hingegen kann die Krankschreibung der kompensatorischen Selbstüberforderung mancher depressiver Menschen entgegenwirken. Eine *psychiatrische stationäre Behandlung* stellt zwar meist eine Ultima Ratio dar. Doch ist der entlastende therapeutische Effekt bei vereinsamten oder in ihrem Umfeld ständig an ihre Grenzen stoßenden Patienten nicht zu unterschätzen. Indem der depressive Mensch aus dem Feld seiner täglichen und häuslichen Pflichten vorübergehend herausgenommen wird und gleichzeitig in eine Ge-meinschaft mit therapeutischen Angeboten aufgenommen wird, sind eine Ent-lastung von sozialen Pflichten und eine Aktivierung der verbliebenen Ressour-cen möglich. Zudem stehen heute, wenn auch noch zu selten, Kliniken mit einem intensiven psychotherapeutischen Engagement zur Verfügung. Bei all dem Gesagten ist allerdings zu berücksichtigen, dass der Rückzug aus sozialen Aufgaben und Verpflichtungen für depressive Menschen auch zur Belastung werden kann, wenn sie die Hilfsmaßnahme als Bestätigung ihres subjektiv empfundenen Versagens erleben oder Ängste vor einer Stigmatisierung entwi-ckeln. Im Alltag geht es deshalb um eine gemeinsame Suche von Patient und Therapeut nach dem guten Maß an Entlastung und um therapeutische Ermu-tigung zu adäquaten, der Aktionshemmung angepassten Belastungen. Hier können sozialpsychiatrische Angebote wie Tageskliniken eine große Hilfe sein (Böker et al. 2009). Das gilt auch für die eigentliche Paar- und Familienthe-rapie, die bei anhaltenden, oft schon prämorbid vorhandenen Spannungen und Konflikten indiziert ist. Weil sie eine gewisse Reaktionsfähigkeit aller Teilnehmenden voraussetzt, ist bei schwerer depressiven Zuständen mit diesem Ansatz manchmal zuzuwarten, bis die Aktionshemmung nicht mehr so stark ausgeprägt ist (Übersicht bei Beach et al. 2009 – Beispiele aus meiner Praxis finden sich in 2009d).

5.4 Psychopharmakotherapie und andere körperliche Verfahren v. a. bei schweren Depressionen

Die Wirkung somatischer Therapiemaßnahmen setzt im vorgestellten zirkulären Depressionsmodell bei den biologischen Prozessen an, die mit dem Affektsystem und der Aktionssteuerung zusammenhängen. Dafür sprechen neurobiologische Befunde mit Imaging-Verfahren, die bei depressiven Patienten eine gestörte Zusammenarbeit tiefer gelegener limbischer Strukturen mit höher gelegenen Zentren der zentralen Exekutive gefunden haben, also gleichsam ein Ungleichgewicht zwischen emotionalen und kognitiven Zentren – oder genauer: eine Störung der Interkonnektivität zwischen Arealen des präfrontalen Cortex und des anterioren Cingulus, dem Hippocampus und der Amygdala (Übersicht bei Davidson et al. 2009).

Dabei scheint die medikamentöse Wirkung von Antidepressiva zunächst die limbischen Aktivitäten zu beeinflussen und erst in einem zweiten Schritt – infolge Dämpfung limbischer Überaktivität – auch zur Normalisierung der „zentralen Exekutive" im Stirnhirn beizutragen (sog. bottum-up-regulation). Die psychotherapeutische Wirkung ist demgegenüber vermehrt (aber nicht nur) bei höheren kognitiven Prozessen in den kortikalen Regionen v. a. des Stirnhirns anzusetzen, von wo aus sich sekundär auch das limbische System „beruhigen" dürfte (top-down-regulation). Damit kann spekuliert werden, dass sich eine antidepressive Medikation zwar schneller beruhigend auswirkt als eine Psychotherapie, dafür aber kognitive Prozesse durch Psychotherapien primärer und grundlegender geordnet werden. Das macht für den Einsatz von Antidepressiva bei schwereren Depressionen insofern Sinn, als hier die mentalen Leistungen so stark beeinträchtigt sind, dass sich zunächst eine Beruhigung des enormen emotionalen Leidens aufdrängt. Nur ist auch zu bedenken, dass damit an den grundlegenden kognitiven Strukturen oder gar an den existenziellen Grundlagen nichts geändert wird. Die Korrektur des veränderten Zusammenspiels der genannten Hirnareale kann allenfalls nur so lange anhalten, wie auch die Medikamente gegeben werden.

Solche Überlegungen sind zwar noch hypothetisch, doch stimmen sie mit praktischen Alltagserfahrungen und manchen Forschungsbefunden recht gut überein. So dürfte der Effekt medikamentöser Therapien, wenn sie abgesetzt werden, weniger nachhaltig sein als derjenige von Psychotherapien (Übersicht bei DGPPN 2009). Auch findet Psychotherapie ihre Grenzen am unerträglichen affektiven Leiden schwerer depressiv erkrankter Menschen. Schließlich sprechen viele Befunde bei schweren Depressionen für eine kombinierte und teilweise auch für eine sequenzielle Behandlung von Antidepressiva und (späterer) Psychotherapie.

Die Behandlung der schwereren depressiven Episode mit Psychopharmaka ist eines der bestuntersuchten Gebiete der Psychiatrie. Allerdings ist neuerdings zu Recht kritisiert worden, dass manche Veröffentlichungen die Handschrift von Ghostwritern der aufgeführten Wissenschaftler tragen und nicht wenige Studien mit für die Pharmafirmen enttäuschenden Ergebnissen unpubliziert blieben. Aber auch bei Berücksichtigung dieser Einschränkungen bleiben Antidepressiva bei schweren Depressionen eine unentbehrliche Hilfe.

Allerdings ist der spezifische Effekt der Antidepressiva nach der sehr kritischen Metaanalyse von Kirsch et al. (2008) relativ gering. Wird bei der Depressionsbehandlung berücksichtigt, dass der Effekt der Medikation zum größeren Teil als Placebowirkung erklärt werden kann, erscheint es umso wichtiger, die Medikation in ein verständnisvolles Setting einzubeziehen und der therapeutischen Beziehung allergrößtes Gewicht zu geben.

Es ist hier nicht der Ort, diese Behandlungsform ausführlich zu beschreiben. Dafür stehen viele Fach- und Lehrbücher zur Verfügung. Folgende *praktische Hinweise* können jedoch gegeben werden, um in aller Kürze das Wichtigste hervorzuheben.

- Es ist davon auszugehen, dass sich alle auf dem Markt befindlichen Antidepressiva (► **Abb. 11**) weniger durch ihre spezifische antidepressive Wirksamkeit und mehr durch ihre unerwünschten Nebeneffekte unterscheiden.
- Grundsätzlich ist jeder Behandlungsversuch bei akzeptabler Verträglichkeit mit genügend hohen Dosen durchzuführen (► **Abb. 11**). Wenn nach zwei Wochen keine Besserung eintritt, so sinkt die Wahrscheinlichkeit eines therapeutischen Ansprechens auf unter 15 % (Stassen 2009). Spätestens nach drei Wochen sollte die Behandlung modifiziert werden, entweder durch Dosiserhöhung, Zugabe eines anderen Präparates oder durch Wechsel des Medikamentes.
- In der etwa sechs Monate dauernden Stabilisierungsphase sollte die Dosierung in etwa der gleichen Dosierung wie in der Akutphase weitergeführt werden. Rezidivierende depressive Störungen sind längerfristig zu behandeln. Die höchste Rückfallrate findet sich statistisch in den Wochen nach Absetzen der Antidepressiva. Am Ende einer Behandlung sollte deshalb das Medikament vorsichtig ausgeschlichen werden. Antidepressiva machen zwar nicht abhängig wie Suchtmittel, führen aber nach längerem Gebrauch zum Teil zu schwerwiegenden Absetzsymptomen.
- Eine antidepressive Behandlung setzt in den ersten Wochen die Suizidalität eines Menschen nicht herab. Gerade bei Jugendlichen kann sie sogar erhöht

Abb. 11: Überblick Antidepressiva

Untergruppe	Substanz	Handelsnamen			Anfangs- bis max. Standard-Dosierung Mg/Tag p.o.	Besonderheiten		Wichtige Nebenwirkungen
		Schweiz	Deutschland	Österreich		initial sedierend	anti-cholinerg	
Trizyklische und tetrazyklische Antidepressiva	Amitryptilin	Saroten®	Saroten®	Saroten®	25-300	+++	+++	orthostatische Hypotonie
	Clomipramin	Anafranil®	Anafranil®	Anafranil®	25-250	+	++	Opstipation
	Doxepin	Sinquan®	Aponal®	Sinequan®	25-300	++	++	cardiale Reizleitungsstörungen
	Imipramin	Tofranil®	Tofranil®	Tofranil®	75-300	++	++	Akkomodationsstörungen
	Trimparin	Surmontil®	Surmontil®	--	10-200	+++	++	Harnretention
	Maprotilin	Ludiomil®	Ludiomil®	Ludiomil®	25-300	++	+	dito, aber weniger
	Nortriptylin	Nortrilen®	Nortrilen®	Nortrilen®	25-200	-	+	
SSRI	Fluvoxamin	Floxyfral®	Fevarin®	Floxyfral®	50-250	-	-	Übelkeit, Erbrechen
	Citalopram	Seropram®	Seropram®	Seropram®	20-40	-	-	Unruhe, Schlafstörung
	Escitalopram	Cipralex®	Cipralex®	Cipralex®	10-20	-	-	sexuelle Funktionsstörung
	Fluoxetin	Fluctine®	Fluctin®	Fluctine®	20-40	-	-	
	Paroxetin	Deroxat®	Seroxat®	Deroxat®	20-40	-	-	
	Sertralin	Zoloft®	Zoloft®	Zoloft®	50-100	-	-	
MAO-A-Hemmer	Moclobemid	Aurorix®	Aurorix®	Aurorix®	150-600	-	-	Unruhe
SNRI	Duloxetin	Cymbalta®	Cymbalta®	Cymbalta®	30-60	-	-	Unruhe, Schlafstörung,
	Venlafaxin	Efexor®	Trevilor®	Efexor®	37.5-225	-	-	Übelkeit, Obstipation
NaSSA	Mirtazapin	Remeron®	Remergil®	Remeron®	15-45	+++	-	Gewichtszunahme, Schwindel
NARJ	Reboxetin	Edronax®	Edronax®	Edronax®	4-12	-	-	Schlaflosigkeit, Übelkeit
NDRJ	Bupropion	Wellbutrin®	Wellbutrin®	Wellbutrin®	150-300	-	-	Exantheme, Bauchschmerzen,
Andere	Agomelatin	Valdoxan®	Valdoxan®	Valdoxan®	25-50	++	-	Transaminaseerhöhung, Schwindel
	Mianserin	Tolovin®	Tolovin®	Tolovon®	30-90	+++	-	Gewichtszunahme, Agranulozytose
	Trazodon	Trittico®	Thombran®	Trittico®	50-400	++	-	Schwindel, Hypotonie, Priapismus

Abb. 11: Überblick Antidepressiva

werden. Erst später und bei anhaltender Besserung sinkt die Suizidalität unter Antidepressiva, vor allem aber unter Lithium. Insbesondere die klassischen, sog. trizyklischen Antidepressiva sollten wegen ihrer hohen Toxizität bei Überdosierung bei suizidalen Patienten in einer Akutbehandlung generell nicht (oder nur mit geeigneter Abgabemodalität) eingesetzt werden.

- Haben Patienten schon früher auf ein bestimmtes Antidepressivum gut angesprochen, so ist die Auswahl dieses Antidepressivums empfehlenswert. Eine Ausnahme stellen zwischenzeitlich neu aufgetretene Kontraindikationen wie Herzrhythmusstörungen usw. dar.
- Bei ausgeprägten Schlafstörungen kann ein sedierend wirkendes Antidepressivum möglicherweise als Einmaldosis am Abend gegeben werden. Wenn trotzdem Schlafstörungen fortbestehen, ist die abendliche Gabe eines länger wirksamen Benzodiazepin-Präparates hilfreich.
- Patienten, die in einer schweren Depression an Wahnvorstellungen (Verarmungs-, Schuld-, nihilistischer Wahn) leiden, benötigen in der Regel eine Kombinationsbehandlung eines Antidepressivums mit einem (atypischen) Neuroleptikum.
- Die neueren und selektiver wirksamen Antidepressiva sind zwar i. d. R. vorzuziehen, weil sie besser verträglich sind, doch kann auf die Antidepressiva der ersten Generation gerade bei schweren Depressionen wegen ihrer im Einzelfall oft besseren Wirkung nicht verzichtet werden.

Neben den antidepressiven Medikamenten sind auch andere biologische Verfahren bei schwereren Depressionen hilfreich. Sie kommen insbesondere zur Anwendung, falls Patienten auf Antidepressiva nicht oder ungenügend ansprechen: Schlafentzug und Lichttherapie (▶ Kap. 3), seltener auch die elektrokonvulsive Behandlung. Demgegenüber haben sich die repetitive transkranielle Magnetstimulation und die Vagusnervstimulation noch nicht durchgesetzt. Anders verhält es sich mit der Zugabe eines anderen Wirkstoffs zu Antidepressiva. Insbesondere die Lithiumzugabe ist in ihrer Effektivität gut dokumentiert, während es für die Zugabe von Schilddrüsenhormonen erste positive Hinweise gibt. Die Behandlung mit Stimulantien (wie Ritalin) wird trotz ungenügender Datenlage zunehmend von Fachärzten praktiziert, einerseits bei depressiven Patienten mit ADHD, andererseits bei schweren gehemmten Depressionen mit einem Morgentief.

5.5 Schlussfolgerung

Zusammenfassend kann gemäß dem dargelegten zirkulären Depressionsmodell (▶ Kap. 4.4) mit verschiedenen Mitteln an verschiedenen Stellen ins Depressionsgeschehen eingegriffen werden (▶ Abb. 7). Bei beginnenden leichten depressiven Episoden genügt meist die „Hilfe zur Selbsthilfe", weil das Gleichgewicht in bio-psycho-sozialer Hinsicht noch wenig gestört ist und die adaptiven Funktionen der Deprimiertheit noch stärker in Erscheinung treten.

Bei länger anhaltenden leichten und bei mittelschweren depressiven Episoden empfiehlt sich, mit spezifischen Psychotherapien die Selbstinfragestellung und eine sich ungünstig auswirkende Gegenwehr des Patienten zu behandeln. Damit kann verhindert oder vermindert werden, dass ein depressiver Mensch ständig gegen die mentale und psychomotorische Blockade anrennt und durch den Misserfolg zusätzlich belastet wird. Die Enttäuschung und Demütigung, die er bei diesen erfolglosen Kompensationsversuchen seiner Aktionshemmung erfährt, dürfte für einen modernen Menschen, der auf Erfolg und Leistung ausgerichtet ist, besonders groß sein. Gelingt es psychotherapeutisch, die verbliebene Aktivität auf noch mögliche Tätigkeiten zu lenken und den Selbstanspruch eines leichter depressiven Menschen zu relativieren, sinkt auch die Stressbelastung. Damit ist es möglich, den Circulus vitiosus mit psychologischen Mitteln zu durchbrechen.

In analoger Weise kann die Depressionsspirale soziotherapeutisch abgeschwächt oder unterbrochen werden, wenn der soziale oder familiäre Stress, der eine Depressionsentwicklung häufig sowohl auslöst wie unterhält, durch soziale Hilfestellung oder systemische Therapien eingedämmt wird.

Biologische Therapien sind insbesondere angezeigt, wenn die Depression ein größeres Ausmaß erreicht hat oder wenn die oben zusammengefassten Interventionen aus verschiedenen Gründen nicht eingesetzt werden können oder versagen. Die Wirksamkeit antidepressiver Medikamente (gegenüber Placebo) ist v. a. bei schwereren Depressionen dokumentiert. Hier ist die zunächst physiologische Aktionshemmung der Deprimiertheit dysfunktionell exazerbiert, sodass eine biologische Dämpfung entgleister Hirnvorgänge, z. B. der übererregten Amygdala, Sinn macht – wie teilweise auch bei Depressionen, die durch Hirnkrankheiten bedingt sind.

5.6 Literarischer Kontrapunkt eines depressionserfahrenen Künstlers

Adrian Naef, in vielen Künsten zu Hause, hat drei Jahre lang eine schwere Depression durchgemacht. Er hat diese Erfahrung in einem sehr lesenswerten Buch mit dem Titel „Nachtgängers Logik" verarbeitet. In einem neuen Essay, „Ein schamloser Blick auf die Dame in Schwarz", nimmt er in 79 Thesen zu Depression und Gesundheitswesen Stellung. Dabei legt er Wert auf die Abgrenzung schwerster Depressionen von leichteren Formen, weil der therapeutische Zugang ein anderer sein müsse. Die folgenden Ausschnitte, die mein früherer Klinikpatient freundlicherweise vorab zu veröffentlichen erlaubt hat, geben seine Einschätzung in literarischen Worten wieder:

„Niemand kann nachfühlen, wie Leben ohne Hoffnung und Wille geht, auch der zurückgekehrte Nachtgänger nicht mehr, ist er wieder zum Taggänger geworden. Zwischen Nachtgängern und Taggängern – auch die leicht und mittelschwer Depressiven werden hier noch zu den Taggängern gerechnet – gibt es keine Verbindung. Man ist auf diesem Feld auf der einen oder auf der anderen Seite. Entweder gibt es noch einen Lichtschimmer in der Kammer, der die alte Ordnung erkennen lässt, oder es ist gleichsam stockdunkel und vorbei mit jeder bekannten Struktur …

Der Nachtgänger hat das Wichtigste verloren, das Menschen anstreben: wahrgenommen zu werden. Man beachte, was das heißt! Mit der Beachtung fällt die Achtung, und da er ohne Hoffnung und Wille, die Selbstachtung. Von nun schaut er niemandem mehr in die Augen, er schaut zu Boden, die Welt, den Himmel, hat er verwirkt. Er gehört nun ins Reich der Toten, die auch in Filmen wie geschlechtslose Engel unter den Lebenden wandeln, ohne dass diese sie sehen … Die Geliebte, der Geliebte, bekommt seine „liebe Mühe". Berührung wird zur Pein, das Gesicht des Nachtgängers zur Larve, seine Bewegungen ungelenk und abrupt, er wird ein Anderer und auf die Länge nicht auszuhalten … Die Grenze zwischen Nachtgänger und Taggänger verläuft hier, und daran ist der Nachtgänger gut zu erkennen, auch wenn ihn äußerlich nicht viel von einem leicht- oder mittelschwer Depressiven unterscheiden mag: Letztere steigen noch zügig in Verkehrsmittel und gehen sogar arbeiten, sie zünden noch Kerzen an und kaufen Blumen, vor allem lächeln sie trotz allem noch ab und zu. Der Nachtgänger versucht es nicht nur nicht mehr, er kämpft mit all seiner noch verbliebenen Energie dagegen …, als ob man mit Hitze Feuer bekämpfen könnte …

Depression ist zweifellos eine Krankheit, wenn Krankheit Dysfunktion meint nach den Standards der Weltgesundheitsorganisation. Für viele Ärzte ist die Diskussion hier leider schon zu Ende. Kaum wird der Depressive als Patient angesprochen, läuft es auf heilen heraus, auf tun, und nichts tun wir lieber als tun, wenn wir uns hilflos fühlen … Die Depression ist ein Polyp, er hat Tentakel in alle Lebensgebiete hinein. Diesem Tier ist als Spezialist nicht beizukommen, und da die Generalisten mit ihrem Blick über

Grenzen hinaus ins Unlukrative Abseits gedrängt werden, wird uns diese Dame erhalten bleiben, je länger mehr ...

Über die aufhellenden und stabilisierenden Psychopharmaka hingegen kann der Nachtgänger in der Regel wenig sagen, weil ihre Wirkungen erst nach Wochen eintreten – wenn sie denn eintreten –, und in der Regel noch mehrere andere Medikamente eingenommen werden müssen (Schlafmittel, Angsthemmer, Agitationshemmer etc.), die alle auch ihre Nebenwirkungen, die sich überlappend aufheben oder verstärken, haben. Im Ganzen aber sind die Medikamente sehr viel präziser geworden ... Medikamente allerdings, die Transformation verhindern statt fördern, ... können einen Nachtgänger vor dem Durchgang durch ein Nadelöhr vorzeitig stilllegen und allenfalls das Wichtigste verhindern, dass sich gerade in seinem Leben ereignen will. Ob sich alle Psychiater ihrer Verantwortung bewusst sind, wenn sie nach 10 Minuten schon nach dem Rezeptblock greifen? Und ob ihre Ausbildung darauf hinausläuft, Depression als das Phänomen zu begreifen, das es tatsächlich ist?"

6 Bindungsverhalten und psycho-therapeutische Beziehungsgestaltung

Die Psychotherapie der Depression wurde im vorigen Kapitel als unterstützende Intervention im Bemühen depressiver Menschen beschrieben, ein neues Gleichgewicht zu finden, wenn anhaltende Deprimierung und Aktionshemmung ihre frühere Homöostase durcheinander gebracht haben.

Es wurde auch bereits auf den negativen Einfluss von Selbstinfragestellung und ungünstigem Coping auf die Depressionsentwicklung hingewiesen. Konsequenterweise ist ein Hauptziel der psychotherapeutischen Hilfe, diese negativen Einflüsse von Selbstvorstellungen und Verhaltensweisen zu verändern. Es wurde ebenfalls bereits darauf hingewiesen, dass prämorbide Persönlichkeitsstrukturen und Selbstbilder, aber auch soziale und kulturelle Konstellationen, die Selbstabwertung und ein ungünstiges Copingverhalten in Belastungssituationen fördern können.

Diese Hinweise waren aber grundsätzlicher Art und am Modell ausgerichtet, ohne konkreter zu werden. Im Folgenden soll nun auf die psychotherapeutischen Konsequenzen verschiedener Persönlichkeitsprobleme detaillierter eingegangen werden. Es ist ja nicht so, dass die individuelle Reaktionsweise auf Deprimierung und Aktionshemmung nur von der genetischen Anlage abhängig wäre. Auch die Biographie nimmt Einfluss. Letztlich entscheidet die Person in ihrer Ganzheit darüber, wie einzelne Lebensereignisse und körperliche Veränderungen beantwortet werden. So dürfte zwar die Bewahrungsreaktion (also Deprimierung und Aktionshemmung in hilflos machenden Situationen) oder die Verteidigungsreaktion (mit Flucht oder Angriff) evolutionär angelegt sein (▶ Kap. 4). Aber wie mit diesen biologisch verankerten Reaktionstendenzen umgegangen wird, ist von weiteren Faktoren abhängig. In analoger Weise dürften zwar alle Menschen bestimmte Grundbedürfnisse haben, die genetisch festgelegt sind. Doch entscheiden erst die (früh)kindliche Entwicklung, spätere Lebensumstände und persönliche Entscheidungen über das weitere Schicksal dieser Grundbedürfnisse und darüber, inwieweit sie einem Menschen später zu schaffen machen.

6.1 Die Rolle unerfüllter Grundbedürfnisse

Nach verschiedenen Entwicklungskonzeptionen (z. B. Grawes Konsistenztheorie, Grawe 2004) dürften für die Depressionsentwicklung mehrere Grundbedürfnisse von Bedeutung sein, nämlich das Bedürfnis nach

- Bindung,
- Selbstwerterhöhung,
- Lustgewinn/Unlustvermeidung und
- nach Kontrolle

Die Bedeutung dieser Grundbedürfnisse für die Depressionsentwicklung wurde allerdings von verschiedenen Autoren unterschiedlich bewertet. Auch die verschiedenen Psychotherapieschulen stellen jeweils unterschiedliche Grundbedürfnisse ins Zentrum ihrer Lehre.

So hat die klassische Psychoanalyse die Hemmung des Lustbedürfnisses angesichts eines übermächtigen Über-Ichs betont und von einer „Schulddepression" gesprochen. Die neuere amerikanische Psychoanalyse hat demgegenüber dem Selbstwertbedürfnis für die Depressionsentwicklung vermehrt Beachtung geschenkt (wobei Kohut [1976] den primären Narzissmus als schützenswert einschätzte, während Kernberg darin vor allem destruktive Elemente sah). Die Adler'sche Schule (1920) hat den Machtwillen als Ausdruck des Kontrollbedürfnisses betont. Schließlich stellen aktuelle Strömungen der Neo-Psychoanalyse das Bindungsbedürfnis, wie es von Bowlby (1991) herausgearbeitet wurde, vermehrt ins Zentrum.

Damit wurden zu verschiedenen Zeiten, durch verschiedene Menschen und aus unterschiedlicher Perspektive verschiedene Aspekte hervorgehoben, die wohl alle etwas Richtiges haben (Heim 2009). Doch scheint unter den heutigen Verhältnissen und unter Berücksichtigung der aktuellen Forschungstrends die mangelnde Befriedigung des Bedürfnisses nach Selbstwert und nach Bindung bei depressiven Menschen besonders wichtig zu sein. Dieser Trend wird auch im vorgestellten Depressionsmodell berücksichtigt. Wenn die Grundbedürfnisse nach Selbstwert und Bindung in der frühen Kindheit und in der weiteren Biographie ungenügend befriedigt werden, ist bei einer späteren Gefährdung des Bindungs- und Selbstwertbedürfnisses eine besonders heftige Gegenreaktion zu erwarten. Gerade das scheint in depressiven Krisen der Fall zu sein. So werden Depressionen durch Bindungsverluste in besonders typischer Weise hervorgerufen (Sroufe et al. 2005). Zum anderen wird die Depressionsentwicklung durch eine heftige Reaktion auf die depressive Gefährdung des Selbstwertgefühls gefördert, weil die erfolglose Gegenwehr gegen Deprimiertheit und Aktionshemmung die Selbstablehnungstendenz verstärkt und damit die Stressbelastung des depressiven Menschen noch erhöht (Hell 2009d, 2010c). Daraus ist zu schließen, dass den Bedürfnissen des depressiven Menschen nach Selbstwert und Bindung in der Psychotherapie unbedingt die nötige Beachtung und Akzeptanz zu schenken ist. Was depressive Menschen aus naheliegenden Gründen schlecht vertragen, ist jegliche Form von kritischer Ablehnung. Eine solche muss aber nicht offen geschehen wie bei überforderten Angehörigen, die sich mittels kritischer Bemerkungen selbst zu behaupten suchen („I am okay, you are not okay"). Sie kann in therapeutischer Beziehung auch versteckt auftreten, sei es in Belehrungen, die den Anderen zum unbeholfenen Schüler stempeln, oder in Andeutungen, die dem Depressiven einen Widerstand unterstellen, wo es für ihn primär um einen Überlebenskampf geht – mithin mehr um Selbstbehauptung oder ein Ringen um Gleichgewicht als um Abwehr oder Verteidigung (▶ Kap. 10).

Es darf nun nicht erwartet werden, dass in einer Kurzpsychotherapie von 10 bis 30 Stunden das biographisch tief verankerte Bindungsmuster eines Patienten grundlegend und regelhaft verändert werden kann. Aber es kann ein Verständnis für dieses Muster gewonnen werden, das es erlaubt, den Bedürfnissen des Patienten in der therapeutischen Beziehung besser gerecht zu werden. Diese Beachtung der Bedürfnislage kann wiederum die Selbstakzeptanz des Patienten fördern.

Es macht grundsätzlich einen großen Unterschied, ob sich in einer Therapie Patient und Therapeut darum bemühen, persönliche Eigenschaften zu verändern, oder ob sich beide (oder mindestens der Therapeut) damit begnügen, die Tendenz zu einer bestimmten Reaktionsweise besser zu verstehen und sie mit möglichen Alternativen zu ergänzen.

Personbezogene Therapie meint ja nicht, einen Menschen auf seine Eigenschaften zu reduzieren, sondern sie hat zum Ziel, die Person als ein Du anzusprechen, das gerade keine objektivierbare Sache, kein Es, ist. Die Psychotherapie dreht sich dann nicht darum, den Personkern, das „unhintergehbare Individuum" (Frank 1986) mit seinem Erlebens- und Handlungszentrum, verändern zu wollen, sondern darum, das therapeutische Setting als Teil eines weiteren kulturellen und sozialen Systems zu sehen, in dem der Patient sein Gleichgewicht eingebüßt hat und nun darum ringt, es wieder zu gewinnen. Deshalb ist schon viel erreicht, wenn ein Patient in der Psychotherapie „seinen Platz findet" und erfahren kann, dass seine Kompensationsversuche, sein Sich-Wehren, in der Beziehung zum Therapeut weniger nötig sind. Diese Erfahrung kann sich dann auf weitere Lebenssituationen ausdehnen, wozu therapeutisch anzuregen ist. Dass aber auch der Patient in der Therapie zunächst seine gewohnten und wie eingefleischten (embodied) Reaktionsmuster anwendet, ist selbstverständlich. Das ist ja gerade die Chance der Psychotherapie, dass sich an der Art der Beziehung zum Therapeuten auch seine Auseinandersetzung mit dem Leiden – und in unserem Fall spezifisch mit der depressiven Aktionshemmung und Deprimierung – zeigt und sich darin wiederum seine Geschichte mitsamt seiner aktuellen Lebenssituation spiegelt.

6.2 Soziotroper und introjektiver Reaktionstypus

Zwei Extremvarianten eines breiten Spektrums von Möglichkeiten, auf die Frustration des Bindungsbedürfnisses und des Selbstwertgefühls zu reagieren, sind der sog. dependente (soziotrope) und der selbstkritische (introjektive) Reaktionstypus. Der dependente Typus möchte umsorgt, getröstet und beschützt werden, der selbstkritische fürchtet um seine Autonomie und neigt dazu, mit sich und mit anderen überaus kritisch zu sein. Während der dependente Typus in der Therapie Schutz und Geborgenheit sucht und sich an den Therapeuten klammert, ist der selbstkritische vergleichsweise misstrauisch. Er möchte weniger Liebe spüren denn Anerkennung und Respekt als selbständige Persönlichkeit finden. Er neigt weniger dazu, den Therapeuten zu idealisieren (wie der dependente), als ihn zu achten oder zu kritisieren, je nachdem, ob sein Ringen um Autonomie beim Therapeuten Widerhall und Anerkennung findet. Eine vereinfachende Charakterisierung dieser beiden Typen findet sich in ► Abb. 12. ► Abb. 13 ortet diese beiden Typen schematisch in einen mehrdimensionalen Bindungsraum ein.

	Schwerpunkt „Autonomie" (introjektiver Typus)	Schwerpunkt „Bindung" (soziotroper Typus)
Nur wenn ich...	immer auf Unabhängigkeit achte und nie Bedürftigkeit zeige,	immer die Bedürfnisse der anderen erfülle und keinen Ärger zeige,
verhindere ich...	Zurückweisung, Entwertung und Kontrollverlust.	verlassen zu werden und Geborgenheit zu verlieren.

Abb. 12: Einstellung bzw. Denkweisen von „Autonomie-orientierten" Patienten und „Bindung-orientierten" Patienten

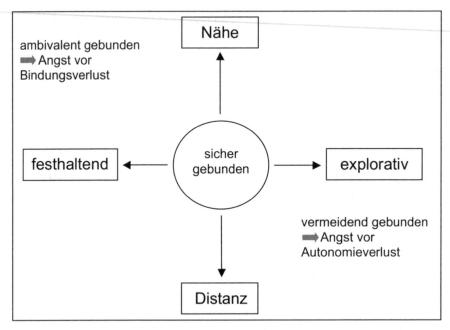

Abb. 13: Unterschiedliche Beziehungsmuster im Bindungsraum

Beide Typologien sind sowohl in der psychoanalytischen Literatur (vor allem von Blatt 1974 und Blatt und Shichman 1983) herausgearbeitet worden wie auch in kognitiv-verhaltenstherapeutischen Arbeiten (Beck 1983). Sie sind in mehreren Studien erfolgreich mit dem Erziehungs- und Bindungsmuster der Eltern, vor allem der Mütter, korreliert worden (Übersicht bei Joiner und Timmons 2009). Die Hauptbefunde lassen sich wie folgt zusammenfassen: Kinder, die von den hauptsächlichen Erziehungspersonen keine konstante Zuwendung erfahren haben oder in ihren Bedürfnissen mangelhaft unterstützt oder abgewiesen wurden, tendieren später dazu, sich anderen Menschen weniger anzuvertrauen und vermehrt auf die eigene Stärke zu setzen. Dieses unsicher-vermeidende bzw. abweisende Bindungsverhalten ist oft mit hohen Ansprüchen an Leistungsfähigkeit gekoppelt, auch weil die betroffenen Menschen in ihrer Kindheit nicht selten von den emotional distanzierten Eltern unter Leistungsdruck gesetzt worden sind. Interessanterweise können sich Erwachsene mit diesem Bindungstyp wenig an ihre Kindheit erinnern, wohl weil ihnen im Laufe ihres Lebens immer wichtiger wurde, was sie selbst leisten und wie auf ihre eigene Leistung reagiert wird.

Demgegenüber werden Kinder, die von ihren Müttern stärker an sich gebunden wurden, ohne aber genügend Schutz, Sicherheit und Förderung zu erfahren, später als Erwachsene oft von Kindheitserinnerungen überflutet. Sie neigen aufgrund ihres verstrickten Bindungsverhaltens dazu, in Angst machenden Situationen bei anderen Hilfe und Protektion zu suchen. Sie geben sich weniger trotzig als anpassungs- und harmoniebedürftig. Nicht selten stehen sie unter einem inneren Druck, für andere da sein zu müssen, weil sie in der Kindheit gelernt haben, den Bedürfnissen der oft selbst unselbständigen Eltern zu entsprechen, oder weil ihnen bei mangelnder Anpassung Schuldgefühle induziert wurden. Patienten mit einer solch unsicher-ambivalenten bzw. verstrickten Bindungsart fürchten oft, dass das Realisieren eigener Interessen oder das Ablehnen von Wünschen anderer Personen ihre eingegangenen Beziehungen gefährden könnte. Ihr Werben um Sympathie und ihr nachgiebiges Verhalten – die „altruistische Abtretung" (Anna Freud 2006) – schwächt aber ihr Selbstwertgefühl und löst auch bei ihnen selbst häufig Unzufriedenheit, eine Art bitteren Nachgeschmack, aus, ist also keineswegs frei von Ambivalenz.

Wenn man versucht, das dependente und das selbstkritische (introjektive) Bindungsmuster in Zusammenhang mit dem depressiven Geschehen auf einen einfachen Nenner zu bringen, so fühlen sich dependente Menschen eher im Stich gelassen, benachteiligt oder zu kurz gekommen, betont selbstbezogene und beziehungsabweisende Menschen eher enttäuscht, gekränkt oder beschämt. Der letztere Typus nimmt in unserer modernen Gesellschaft – mit vermehrten biographischen Brüchen und erhöhter Selbstermächtigung – an Häufigkeit tendenziell zu, der erstere eher ab. In meiner Praxis begegne ich jedenfalls zunehmend häufiger Menschen, die sich durch die depressive Aktionshemmung in ihrer Selbstentfaltung ausgebremst und in ihrer Autonomie behindert fühlen.

Diese hier ideal-typisch geschilderten Bindungs- und Verhaltensmuster haben zwar in der psychotherapeutischen Literatur zunehmend Beachtung gefunden (z. B. bei Will et al. 2008, Bohleber 2005). Doch werden sie noch fast ausschließlich mit der Pathogenese von Depressionen in Zusammenhang gebracht und kaum mit der Bewältigung von Deprimiertheit und depressiven Episoden.

Zum Beispiel wird in der psychoanalytischen Literatur meist davon ausgegangen, dass die Depression eine „regressive Bewegung" infolge dieser Persönlichkeitsproblematik wäre. Der depressive Zustand wird also häufig mit einer Regression gleichgesetzt. Dazu haben auch prägnante Formulierungen herausragender Autoren beigetragen. So unterscheidet Benedetti (1981) etwa eine „Es-Depression" (in Zusammenhang mit unbefriedigten oralen Wünschen) von einer „Über-Ich-Depression" (in Zusammenhang mit übermäßiger Selbstkritik). In analoger Weise setzen Arieti und Bemporad (1998) das Depressionsgeschehen mit zwei Regressionsbewegungen gleich, nämlich einerseits mit einer soziotropen Abhängigkeit von „dominanten Anderen" und andererseits mit einer verinnerlichten Orientierung an „dominanten Idealen" (im Sinne einer Über-Ich-Dominanz).

Beide Konzepte haben weite Verbreitung gefunden, wohl auch, weil sie häufige Entwicklungskonstellationen aufgreifen und treffend in Worte fassen. Doch wird dabei leicht vergessen, dass es noch der Erklärung bedarf, wie persönliche Dispositionen bei den einen Personen zu Krankheiten führen, während sie bei anderen asymptomatisch bleiben. Wie in älteren genetischen Modellen wird in älteren psychoanalytischen Konzepten eine Anlage mitunter nicht nur als Reaktionsneigung oder Vulnerabilität verstanden, die das Risiko einer Störung erhöht, sondern kurzschlüssig als Ursache der Erkrankung angenommen. Die Disposition ist dann gleichsam einem Schloss vergleichbar, das keinen Schlüssel nötig hat, um es auf- oder zuschließen zu können. Eine Neigung, auf eine bestimmte Weise zu reagieren, braucht aber Auslöser. Zudem sind Dispositionen nicht so leicht veränderbar, vor allem, wenn sie komplex sind und eine lange (evolutionäre und biographische) Entstehungsgeschichte haben. An diesen Umständen dürfte auch die klassische Psychoanalyse in der Behandlung akuter Depressionen ihre Begrenzung gefunden haben, was keineswegs heißt, dass sie sich bei Depressionen, die mit Persönlichkeitsproblemen zusammenhängen, längerfristig nicht günstig auswirkt (Leuzinger-Bohleber 2005).

6.3 Vom dominanten zum signifikanten Anderen in der Therapie

Dieser Verhältnisse war sich offenbar ein so erfahrener Therapeut und Psychoanalytiker wie Arieti (1977) schon früh bewusst. Er hat nämlich für die Praxis empfohlen, akut depressive Menschen nicht mit ihrer Persönlichkeit und ihrer Bindungs- bzw. Übertragungsweise zu konfrontieren. Vielmehr hat er zu einem mehrphasigen Vorgehen geraten. Es gehe zunächst darum, dass der Therapeut das Bindungsbedürfnis des Patienten möglichst befriedige und sich als „dominanter Anderer" zu Verfügung stelle. Sonst überfordere er den depressiven Kranken und belaste ihn zusätzlich. Erst nach und nach, wenn die Therapeutenbeziehung gefestigt sei und es dem Patienten besser gehe, sei ein weiterer Schritt möglich, nämlich die Veränderung der therapeutischen Beziehungsgestaltung vom „dominanten Anderen" zum „signifikanten Anderen". Damit stellt auch Arieti die Arbeit an der Persönlichkeit depressiver Menschen zurück, obwohl sie in seinem Konzept Priorität hat. Es geht ihm darum, einem schwer depressiven Patienten zunächst entgegenzukommen und zu seiner Entlastung beizutragen.

Diese Haltung erscheint nach dem heutigen Wissensstand umso wichtiger, als die Depression keinen linearen oder monokausalen Prozess darstellt, bei dem nur Persönlichkeitsfaktoren eine Rolle spielen. Die Depression wird vielmehr zunehmend als zirkuläres und multikausales Geschehen verstanden, in dem die dependente oder selbstkritische Persönlichkeitsstruktur *einen* wichtigen Faktor in einem komplexen Zusammenspiel verschiedener Einflüsse darstellt. Auch gilt es festzuhalten, dass ein unsicheres Bindungsverhalten – sei dieses nun unsicher-ambivalent oder unsicher-abweisend – keine obligate Voraussetzung für depressive Erkrankungen ist. Die moderne Attachment-Forschung hat im Gegenteil nachgewiesen, dass Depressionen in größerer Zahl auch bei sicher gebundenen Menschen vorkommen. Ein sicheres Bindungsverhalten bietet also keinen verlässlichen Schutz gegen Depressionen, wenn auch eine unsichere Bindung das Risiko, depressiv zu erkranken, wesentlich erhöht (Übersicht bei Buchheim et al. 2002). Dabei wirkt sich eine unsichere Bindung nicht nur als größere Verletzlichkeit aus, auf Verlust und Konfliktsituationen depressiv zu reagieren. Sie beeinflusst auch den weiteren Depressionsverlauf, sei es hinsichtlich des Schweregrads und der Dauer einer Episode oder sei es hinsichtlich einer Episoden übergreifenden Chronifizierungstendenz (Übersicht bei Klein et al. 2009). Ein solcher Verlaufseinfluss macht es aber nötig, persönliche Reaktionstendenzen nicht nur bei der Auslösung depressiver Episoden zu berücksichtigen, sondern ebenfalls ihre Auswirkung auf eine bereits eingetretene Deprimierung und Aktionshemmung zu beachten.

Am Rande sei angemerkt, dass ein unsicher-abweisender Bindungsstil stärker mit bipolaren Depressionen korreliert, während dependente Stile etwas häufiger bei rezidivierender depressiver   und vor allem bei chronifizierten Depressionen auftreten (Fonagy et al. 1995). Es ist denkbar, ohne schon nachgewiesen oder dokumentiert zu sein, dass ein verstärktes Aufbäumen gegen Fremdabhängigkeit die Maniegefahr in bestimmten Situationen erhöhen kann und die stärkere Selbstbezogenheit des introjektiven Typus (zusammen mit [sub]manischer Angetriebenheit) die soziale Belastung und damit die Rezidivgefahr vergrößern. Demgegenüber laufen Menschen mit dependenten Zügen eher Gefahr, den Appellcharakter depressiven Verhaltens auszunützen. Dadurch verengt sich aber ihr aktives Coping weiter, was wiederum zu länger anhaltenden Depressionen und zum Chronifizierungsrisiko beitragen könnte. Zudem dürfte das exzessive Bedürfnis nach Zuwendung – bei gleichzeitigem Zweifel an den gegebenen Zusicherungen – zur Belastung für Beziehungen werden und auf diese Weise die Prognose weiter verschlechtern (Übersicht bei Zuroff et al. 2004). Tatsächlich konnte in einer älteren Studie von Hooley und Teasdale (1989) gezeigt werden, dass eine solche negative Kommunikationsform später einen gehäuft chronifizierten Verlauf von Depressionen prognostizieren lässt.

Wenn die bisherigen Ausführungen dieses Kapitels vereinfacht zusammengefasst werden, trägt ein dependenter Bindungsstil neben der größeren Verletzlichkeit für depressive Reaktionen auch das Risiko der depressiven Chronifizierung in sich, während ein introjektiver, betont autonomer Stil mit der Gefahr vermehrter (auch manischer) Krisen und Rezidive einhergeht.

Beide Risiken sind aber nicht unaufhebbar, weil sie auch von den späteren Lebensumständen abhängig sind. So kann eine unsichere Bindungserfahrung in der Kindheit, sei sie ambivalent oder vermeidend, durch spätere günstige Beziehungen korrigiert werden.

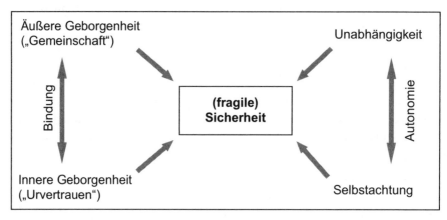

Abb. 14: Sicherheitsregulation (nach Bischof 1985)

Dependente Menschen mit verstricktem Beziehungsverhalten ängstigen sich vor allem davor, von anderen Menschen zurückgewiesen und verlassen zu werden. Demgegenüber befürchten betont autonome Menschen mit distanziert-kontrollierender Beziehungseinstellung, die in der Kindheit eine unsicher-vermeidende Bindung durch die Eltern erfahren haben, vor allem in Abhängigkeit zu geraten und ihre Selbständigkeit zu verlieren. Erstere brauchen in der therapeutischen Beziehung hauptsächlich Zuwendung, Wärme, Zuspruch und Ermutigung, um im depressiven Zustand entlastet zu werden. Letztere haben hauptsächlich Respekt, persönliche Anerkennung und Verständnis für ihr Autonomiebedürfnis nötig. Weil aber beide depressiv sind und ihr in guten Tagen unterschiedlich gehaltenes Gleichgewicht verloren haben, benötigen auch beide therapeutische Sicherheit und Verlässlichkeit. Damit ist nicht gemeint, dass in der Therapie keine Unsicherheit auftreten kann. Aber je mehr es gelingt, einem unsicheren und sich durch die Depression zusätzlich in Frage stellenden Menschen etwas Sicherheit zu geben, desto besser ist die Voraussetzung, dass der Patient sein anklammerndes oder distanzierendes Verhalten weniger einsetzen muss, hat er doch aufgrund biographischer Unsicherheit diese Verhaltensweisen auch dazu verwenden gelernt, sich angesichts frustrierter Grundbedürfnisse in je spezifischer Weise abzusichern, sei es durch forcierte Unabhängigkeit oder sei es durch betonte Gemeinschaftssuche. Diese Dynamik kommt im Zürcher Modell der Sicherheitsregulation nach Bischof (1985) (▶ **Abb. 14**) besonders klar zum Ausdruck. Je sicherer – oder je weniger unsicher – er sich deshalb in der therapeutischen Beziehung fühlen kann, desto mehr wächst auch sein Spielraum, sich mit dem depressiven Zustand auseinanderzusetzen und andere Umgangsweisen zu erproben.

6.4 Beispiel einer unsicher gebundenen Patientin mit „Schulddepression"

Im Folgenden soll die Bedeutung der Beziehungsgestaltung an einer Patientin mit rezidivierender depressiver Störung dargestellt werden. Dabei soll auch deutlich werden, dass die therapeutische Auseinandersetzung mit dem rigiden Selbstbild einer schuld- und schamgeprägten Person keine einfachen und schnellen Lösungen zulässt, sondern facettenreich ist und Geduld braucht. Das Beispiel steht zudem dafür, dass unsichere Bindungsmuster sowohl dependente wie selbstkritische Züge zeigen können.

Zur Krankheitsentwicklung
Frau D., von Beruf Laborantin und 36 Jahre alt, ist heute alleinerziehende Mutter von zwei minderjährigen Kindern im Vorschul- und Grundschulalter. Kennengelernt habe ich sie vor sechs Jahren als Patientin meiner damaligen Klinik, als sie an einer sie lähmenden Depression litt, die den Kriterien einer schweren depressiven Episode mit somatischen Symptomen entsprach. Sie selbst sprach lieber von Burnout, weil sie sich am Ende ihrer Kräfte fühlte und trotz eisernen Willens morgens nach unruhigem und zerhacktem Schlaf nicht mehr rechtzeitig aus dem Bett aufzustehen vermochte, um ihre Aufgaben als Hausfrau und Mutter zu erledigen. Damals organisierte ihr Ehemann, ein erfolgreicher und karrierebewusster Tierarzt, eine Haushalts- und Erziehungshilfe für ihre Kinder. Die psychiatrische Aufnahme wurde auch nötig, weil sich die Patientin schwere Selbstvorwürfe machte und suizidal war.

Die Behandlung dieser ersten schweren Depression der Patientin im Alter von 31 Jahren bestand neben intensiver pflegerischer Betreuung in einer medikamentösen antidepressiven Behandlung, in ärztlichen Gesprächen sowie in Physio- und Ergotherapie. Nach mehrwöchiger stationärer Behandlung hatte sich Frau D. soweit erholt, dass sie wieder nach Hause und in ambulante psychiatrisch-psychotherapeutische Behandlung entlassen werden konnte. Doch die Erholung hielt nicht lange an. Nach einem Vierteljahr wurde sie von ihrem ambulanten Psychiater und Psychotherapeuten erneut in einem schweren depressiven Zustand mit Suizidalität stationär eingewiesen. Diesmal zog sich der Erholungsprozess unter ähnlichen Behandlungsbedingungen wie zuvor dahin. Es zeigten sich anhaltende Selbstvorwürfe, als Mutter und Gattin versagt zu haben und weiter zu versagen, sowie eine tiefgründige Selbstwertproblematik. Es wurde nun deutlicher, dass sich die Patientin in den Jahren zuvor ihrem Ehemann in seinen Karrierewünschen überaus stark angepasst hatte und dabei auch Wohnortwechsel und Auslandsaufenthalte auf sich genommen hatte, die sie selbst ablehnte. Als ihre Depression unter der stationären Behandlung wieder langsam aufhellte und die Patientin vor der Entlassung stand, wurden neben einer medikamentösen Prophylaxe mit Antidepressiva und Lithium und einer ambulanten Einzeltherapie auch Paargespräche vereinbart. Zudem wurde zu Hause auf eine anhaltende Unterstützung durch ein Aupair-Mädchen geachtet. Diese Maßnahmen konnten aber nicht verhindern, dass Frau D. sich bald wieder Vorwürfe machte, ihrer Rolle als Mutter nicht gerecht zu werden. Zudem zeigte sich in den Paargesprächen, zu denen ihr Mann meist verspätet und vereinzelt gar nicht erschien, dass sich Frau D. von ihrem Gatten nicht ernst genommen fühlte, sich aber für ihre eigenen Bedürfnisse kaum einsetzen konnte. Es wurde auch offensichtlich, dass ihr Mann den Ernst dieser Problematik trotz deutlicher ärztlicher Hinweise nicht richtig einschätzte und seine Karriere allen Bemühungen um ein „häusliches Glück" vorzog.

Frau D. fühlte sich in einer Sackgasse, aus der es für sie nach ihrer Vorstellung – außer durch den Tod – kein Entweichen gab. So kam es wiederholt zu suizidalen Krisen, die jeweils mit dem Gefühl des Zurückgestoßenseins durch ihren Mann in Zusammenhang standen. Telefonkontakte mit dem Therapeuten konnten wiederholt das Schlimmste verhüten. Als sich dann aber die depressive Erschöpfung erneut zuspitzte und dadurch auch die Hoffnungslosigkeit anwuchs, erschien eine gefährliche Suizidhandlung nur mehr durch eine erneute stationäre Aufnahme zu verhindern. Immerhin war es der Patientin erstmals möglich, halbherzig einer stationären Unterstützung zuzustimmen, während sie früher eine stationäre Behandlung – auch infolge ihres strengen Über-Ichs und ihrer hohen Idealvorstellungen – als Niederlage eingeschätzt hatte und vom ambulanten Psychiater jeweils zwangseingewiesen worden war. Unter diesen veränderten Bedingungen war eine intensivere psychotherapeutische Zusammenarbeit möglich, die es auch erlaubte, ihre Problematik tiefer anzugehen. Frau D. blieb auf eigenen Wunsch auch noch stationär, als sie an Tagesurlauben bereits wieder ihre Kinder von der Klinik aus betreuen konnte. Während und nach diesem dritten Klinikaufenthalt überlegte sich Frau D. immer ernsthafter, sich von ihrem Mann zu trennen. Doch zweifelte sie daran, ohne ihn ihr Leben bestehen zu können. Angesichts dieser Situation wurden auch vermehrt Paargespräche angeboten, ohne dass damit allerdings eine für die Patientin befriedigendere Ehesituation erreicht werden konnte.

Es ist schwierig, in wenigen Sätzen den nachfolgenden Gang der Dinge, der zuerst zur vorübergehenden, dann definitiven Trennung von ihrem Mann führte und schließlich mit äußerst belastenden gerichtlichen Trennungsverhandlungen einherging, zusammenzufassen. Nur so viel: Mit Unterstützung von wenigen Freundinnen und mit dem Support einer Psychotherapie, die auch Kriseninterventionen einschloss, aber vor allem auf die Arbeit am Selbstbild abzielte, gelang es Frau D., sich schrittweise zu verselbständigen und als alleinerziehende Mutter „ihre Frau zu stellen". Trotz wiederholter, aber kurzer depressiver Erschöpfungszustände mit Selbstinfragestellungen konnte sie sich immer besser und engagierter auf ihre Kinder einlassen, wobei sie alles zu vermeiden suchte, was sie selbst in ihrer Kindheit erfahren hatte. Es gelang ihr unter dem Druck der Verhältnisse, ihre Kontaktängste abzubauen. So erledigt sie heute selbst die meisten Aufgaben, die sie früher wegen ihrer Selbstunsicherheit und Sozialphobie ihrem Mann überließ, z. B. die Organisation des Schulbesuchs ihrer Kinder, des Musikunterrichts, von Kinderfesten und Sportveranstaltungen. Dass dies möglich war und sich die Patientin affektiv über die letzten vier Jahre stabilisierte und sich keiner stationären Behandlung mehr unterziehen musste, hat auch damit zu tun, dass ihre persönlichen Ressourcen, die infolge ihrer starken Selbstinfragestellung zunächst versteckt blieben, bei der von ihr gewagten Konfrontation mit dem Alleinsein zum Tragen kamen.

Zum biographischen Hintergrund und zur Psychodynamik
Frau D. wuchs in zwar äußerlich geordneten, innerlich aber emotional kargen Verhältnissen auf. Der Vater, als Geschäftsmann stark engagiert, war zwar emotional spürbar, aber wenig zu Hause. Ihre Mutter, ebenfalls Akademikerin, behandelte sich selbst wegen einer Angstproblematik mit Tranquilizern und Alkohol. Sie wurde schließlich davon abhängig. Die Patientin fühlte sich, soweit sie sich zurückerinnern kann, bei der Mutter nie richtig aufgehoben. Schon im Kindergarten und in der Primarschule fürch-

tete sie fast anhaltend, von ihr kritisiert und beschämt zu werden. Gleichzeitig empfand sie sich aber auch für das Befinden der Mutter verantwortlich und vermied alles, was die Unzufriedenheit der Mutter – und damit demütigende Reaktionen – hätte hervorrufen können. Glücklicherweise konnte sie sich an einen älteren Bruder anschließen, den sie bewunderte und dessen Präsenz ihr Sicherheit gab. Doch konnte ihr Bruder ihr eine empathische und fürsorgliche Mutter nicht ersetzen, umso mehr, als sie als kleine Schwester eher „sein Schatten" war. So gewann sie den Eindruck, nur mit Stärkeren an ihrer Seite das Leben bewältigen zu können. Dieses Selbstbild von Fremdabhängigkeit, das mit einem geringen Selbstwertgefühl gekoppelt war, löste sich auch nicht auf, als sie in der Schule und später in der Ausbildung gute Noten erzielte. Es bestimmte später auch ihre Partnerwahl mit. Selbst als sie als Mutter schwierige Erziehungsaufgaben allein bewältigen musste, gewann sie nicht an Selbstsicherheit. Solange sie mit ihrem Mann zusammen war, schien es ihr, dass ihr erfolgreiches Tun nur möglich sei, weil sie von einem Stärkeren beschützt blieb. Selbstbild und Sozialkompetenz klafften insofern auseinander, als Frau D. sich auch durch die erfreuliche Entwicklung ihrer Kinder nicht bestätigt fühlen konnte. Ihr selbstunsicherer Zug korrelierte mit einem strengen, überaus kritischen Über-Ich. Diese Verbindung von geringem Selbstwertgefühl und strenger Selbstbeurteilung führte dazu, dass sie ihre eigenen Bedürfnisse kaum befriedigen und sich gegenüber anderen schlecht durchsetzen konnte.

Weil sie zugleich ein ausgesprochen hohes Ich-Ideal hatte und narzisstisch kränkbar war, erlebte sie Enttäuschungen besonders verletzend und infrage stellend. Dadurch konnten sich depressive Teufelskreise rascher entwickeln.

Als Therapeut gewann ich den Eindruck, dass positive Rückmeldungen ihr Selbstwertgefühl kaum beeinflussten. Es war ihr aber wichtig, in ihrem Fühlen und Denken verstanden zu werden und auf die Verlässlichkeit des therapeutischen Partners zählen zu können – gerade auch dann, wenn sie das Gefühl hatte, wieder „zu versagen". Als Therapeut verstand ich mich als eine Art „Hilfsobjekt", bei dem sie Schutz finden konnte, wenn sie sich leer fühlte und von dem aus sie sich an neue Herausforderungen heranwagen konnte.

Günstig wirkte sich zudem die Befreiung von früher beschämenden Elementen ihrer Ehebeziehung aus. Infolge geringerer Kritik von außen bekam ihr strenges Über-Ich weniger Nahrung. Indem sie sich ihren Ängsten vermehrt aussetzte und auch in der Therapie bisher vermiedene Themen ansprach (bzw. z. T. zuerst schriftlich mitteilte, weil das für sie weniger beschämend war), gewann sie über das ihr entgegengebrachte Vertrauen schrittweise auch an Selbstsicherheit und Mut, sich sozialen Herausforderungen vermehrt zu stellen. Allerdings blieb es dabei, dass sie die Anliegen anderer Menschen viel besser erfüllen konnte, als es ihr gelang, auf ihre eigenen Bedürfnisse zu achten und ihre eigenen Empfindungen wahrzunehmen. Dennoch konnte sie nun besser anerkennen, was sie leistete, während früher alles, was sie tat, „nichts als recht und selbstverständlich" war. Ein schöner Erfolg für sie war, dass sie sich bei der Schulbehörde gegen deren ersten Entscheid durchsetzen konnte, ihre älteste Tochter in die gleiche höhere Klasse zu versetzen, in die auch ihre engste Freundin eingeteilt war.

6.5 „Attunement"

Sicherheit ist aber nicht etwas, was ein Therapeut mit instrumentellen Techniken einfach herstellen oder vermitteln kann. Doch kann das Verständnis für die depressive Belastung und die persönliche Reaktionsweise des Patienten interpersonelle Widerstände aus dem Weg räumen (Küchenhoff und Mahrer Klemperer 2009). Vor allem kann dieses therapeutische Verständnis den kognitiven und affektiven Einstieg, das sog. „attunement", des Therapeuten erleichtern und damit eine Beziehungsbasis schaffen, die den Grundbedürfnissen des Patienten entgegenkommt und seine Abwehr nicht aktiviert. Ein solches Eingestimmtsein, das Sicherheit schafft, zeigt sich etwa in der Behandlung bei negativen Affekten depressiver Patienten, wenn der Therapeut zwar dadurch betroffen, aber nicht verunsichert ist. Er verhält sich dann wie ein guter Elternteil, der am Schmerz oder der Trauer eines Kindes Anteil nimmt, aber damit umzugehen weiß. Das „Attunement-Konzept" entstammt denn auch der Entwicklungspsychologie und wurde auf die psychotherapeutische Situation übertragen. Studien (z. B. Geerts et al. 1996) konnten zeigen, dass die Einstimmung auf depressive Patienten nachweislich einen prognostisch günstigen Effekt hat. Als besonders wichtig erwiesen sich das Akzeptieren depressiver Einbrüche in der Therapie und ein Darauf-Eingehen, ohne dass der Therapeut in einer heftigen Gegenreaktion dem Patienten zu nahe tritt oder zu sehr auf Distanz geht.

Die Bedeutung einer Vertrauen erweckenden Sicherheit hat der Psychoanalytiker H. Schauenburg (Schauenburg und Zimmer 2005, S. 445) wie folgt kurz und prägnant zusammengefasst: „Therapeuten erleben sich in der Gegenübertragung entweder so, wie die Patienten sich selbst erleben, nämlich überfordert und schuldig (konkordante Gegenübertragung) oder aber sie gehen innerlich auf Abstand und reproduzieren damit die Umgebungsreaktionen, die die Patienten kennen (komplementäre Gegenübertragung). Eine solche therapeutische Reaktion ist therapeutisch nicht hilfreich und gefährdet einen zentralen Wirkmechanismus in der Therapie Depressiver, der in der Identifikation mit der zuverlässigen Gelassenheit des Therapeuten besteht."

In der therapeutischen Auseinandersetzung mit der hier behandelten Problematik ist es meines Erachtens hilfreich, das Beziehungsverhalten des Patienten als Anpassungsleistung an widrige Lebensumstände zu sehen. Dann wird sowohl das Anklammern wie die kritische Abgrenzung, die einem Therapeuten Schwierigkeiten machen, in ein anderes Licht gerückt. Das Verhalten des Patienten wird vor seinem persönlichen Hintergrund wahrgenommen. Indem der Therapeut einen Perspektivenwechsel vornimmt und sich in sein Gegenüber einstimmt, ihn also als Person zum Ausgangspunkt macht, wird die therapeutische Beziehung als ein Ich-Du-Verhältnis gestärkt. Demgegenüber haben konzeptuelle Vorstellungen, wie sich ein Patient z. B. adaptiv richtig verhalten müsste, einen eher objektivierenden Effekt.

Es ist an dieser Stelle allerdings auch davor zu warnen, das hier vertretene Bindungs- oder Attachment-Konzept zu absolut zu nehmen. Theorien sind nur solange eine Hilfe, als sie den Blick schärfen. Sie werden aber zum Hindernis, wenn der Patient ins Schema passen muss oder zum Theorie-Objekt gemacht wird. So sind auch die beiden bisher idealtypisch geschilderten Bindungs- und Verhaltensformen nur Extremformen. Mindestens ebenso häufig finden sich andere Bindungstypen (v. a. desorganisierte) und Übergänge von sicherer in unsichere Bindung und Mischformen von einmal eher dependenter Anklammerung und einmal mehr betont autonomer Abgrenzung (was auch bei Frau D phasenweise zu beobachten war). In besonders ausgeprägter Weise zeigen oft bipolar Kranke in depressivem Zustand eine dependente Anklammerungstendenz und in der Manie ein betont ungebundenes, beziehungsabweisendes Verhalten. Dennoch kann dem Therapeuten das Verständnis für einen Patienten – gerade auch für einen „schwierigen" – erleichtert werden, wenn er um diese Reaktionsweisen weiß und das Ausmaß der Kränkung berücksichtigt, mit denen ein Patient in einem hilflos machenden depressiven Zustand oder in einer entwürdigenden Lebenssituation zurechtkommen muss.

6.6 Carl Rogers und Martin Buber im Gespräch über die Beziehungsgestaltung

Am Ende dieses Kapitels soll ein bisher schwer zugängliches Gespräch zwischen Carl Rogers und Martin Buber die Frage der therapeutischen Beziehungsgestaltung noch aus einer anderen Perspektive beleuchten. Carl Rogers hat die „Klientenzentrierte Gesprächstherapie" begründet und als einer der ersten Forscher die prognostisch günstigen Therapeutenvariablen herausgearbeitet. Martin Buber hat die Ich-Du-Beziehung in seiner dialogischen Philosophie grundlegend beschrieben. Das Gespräch wurde am 18. April 1957 an der Universität Michigan unter Moderation von Maurice Friedman geführt (Transkript in Agassi 1999).

Nach einem einleitenden Gespräch über die Motivation Bubers zur Beschäftigung mit der zwischenmenschlichen Beziehung fragt sich Carl Rogers, ob die von Buber „Ich-Du-Beziehung" genannte zwischenmenschliche Dimension dem verwandt sei, was er als das „Wirksame in der therapeutischen Beziehung" beschrieben habe.

Rogers: „I enter the relationship as a subjective person, not as a scrutinizer, not as a scientist, and so on. I feel, too, that when I am most effective, then somehow I am relatively whole in that relationship, or the word that has meaning to me is 'transparent' ... There is nothing hidden. Then I think, too, that in such a relationship I feel real willingness for this other person to be what he is. I call that 'acceptance' ... I think in these moments I really am able to sense with a good deal of clarity the way his experience seems to him, really viewing it from within him, and yet without losing my own personhood or separateness..." (Agassi 1999, S. 251–252).

Darauf antwortet Buber zurückhaltend, dass das tatsächlich ein sehr gutes Beispiel für einen bestimmten Modus der dialogischen Existenz sei, aber auch zu berücksichtigen wäre, dass die Position des Therapeuten eine ganz andere als diejenige des hilfesuchenden Menschen sei.

(Buber) „He comes for help to you... He can do different things to you, but not just help you ... you *see* him, just as you said, *as he his*. He cannot, by far, cannot see *you* ... You are at your side and at his side at the same time. Here and there, or let's rather say, there and here. Where he is and where you are. He cannot be but where he is ... You have – necessarily – another attitude to the situation then he has. You are able to do something that he's not able. You are not equals and cannot be" (ebd. S. 253–254).

Buber erklärt später im Gespräch, warum ihm diese Differenzierung so wichtig ist, auch wenn er Rogers durchaus zustimmt, dass eine reale Veränderung beim hilfesuchenden Menschen mit einer wirklichen Begegnung mit dem Therapeuten (und dieser mit ihm) zusammenhängt. Es gehe ihm darum, die Grenzen aufzuzeigen, die zwischen Menschen gegeben seien – objektive Grenzen, die nicht einfach übergangen werden können. Er würde es auch vorziehen, nicht nur von „Akzeptanz" eines Menschen zu sprechen, sondern auch von „Bestätigung". Denn der Mensch sei polar angelegt. Es gebe Tendenzen in ihm, denen man vertrauen, und solche, denen man weniger vertrauen könne. Es gelte den positiven Pol, die vertrauenswürdige Richtung, das „Ja" zu verstärken:

„Confirming means, first of all, accepting the whole potentiality of the other and making even a decisive difference in his potentiality ... I not only accept the other as he is, but I confirm him, in myself, and then in him, in relation to this potentiality that is *meant* by him and it can now be developed" (ebd. S. 267).

(Unter „meant potentiality" versteht Buber die Potenz oder das Ziel einer Person, zu der diese geschaffen worden sei.)

Während Rogers davon ausgeht, dass der Mensch im Kern gut ist und dass es vollständige Akzeptanz braucht, um die zugrunde liegenden positiven Kräfte frei zu legen, hält Buber es mitunter für nötig, einem Menschen gegen sich selbst zu helfen (was nach Buber ein leidender Mensch auch selbst wünschen kann).

„What he wants is a being not only whom he can trust as a man trusts another, but the being that gives him now the certitude ‚There *is* a soil. There *is* an existence. The world is *not* condemned to deprivation, degeneration, destruction ... *I* can be redeemed *because there is this trust*'" (ebd. S. 268).

7 Die Schamproblematik in der Depressionstherapie

Bei Einstimmung auf einen Patienten wird der Therapeut auch oft gewahr werden, dass die Hilflosigkeit oder der Würdeverlust, den ein Patient im depressiven Affekt erlebt, ihn tief beschämt. Scham ist aber ein sich verbergendes Gefühl. Auch in Therapien zeigt sich Scham selten offen und direkt. Sie versteckt sich viel häufiger hinter einer gedrückten Haltung, einem vom Gesprächspartner abgewandten Blick oder hinter Selbstvorwürfen und Schuldzuweisungen. Wer sich schämt, möchte sich vor weiteren Demütigungen schützen. Er fühlt seine psychische Integrität in Frage gestellt und hält deshalb seine seelischen Wunden bedeckt. Er vermeidet jede Reizung der noch unvernarbten seelischen Wunden, weil das neue Scham- und vertiefte Ohnmachtsgefühle auslösen könnte.

Dieses schamhafte Verhalten verweist auf den Schutzcharakter der Scham. Sie ist ein „Türhüter des Selbst" (Wurmser 1990, Hell 2003, 2006). Sie möchte das „Selbst" vor weiteren Verletzungen schützen. Wo hingegen das Schamgefühl ein verständnisvolles Teilhaben findet – wie das sich schämende Kind bei seiner Mutter im Rahmen der Selbstentwicklung –, kann es nachträglich zum Ausgangspunkt einer umfassenderen Selbstannahme bzw. Ich-Reifung werden (vgl. Hell 2003 und das Schlusskapitel).

Deshalb ist das therapeutische Verständnis für den depressiven Menschen in seiner Scham so wichtig. Entscheidend scheint mir, dass in der Therapie weitere Beschämungen vermieden werden, aber dem Schamerleben, wo es Ausdruck findet, der ihm gebührende Platz eingeräumt wird. Denn Scham ist nicht Beschämung, Schamgefühl nicht Schande, Annahme von Scham nicht Akzeptanz von Beschämung. Vielmehr ist es einem Menschen, der sein Schamerleben akzeptieren kann, besser möglich, sich angesichts von Beschämungen und Demütigungen zu behaupten, als einem, der Scham um jeden Preis vermeiden will und an Schamangst leidet.

Auch deshalb sah die Psychoanalytikerin Helen Block Lewis (1987) einen Zusammenhang zwischen „nicht entladener Scham" und ungünstiger Depressionsentwicklung. Sie vertrat die Auffassung, dass die Berücksichtigung und Akzeptanz von Scham primär wichtiger sei als die Rekonstruktion unterdrückter Erinnerungen.

7.1 Der Doppelaspekt von Scham: Selbst- und Sozialgefühl

Scham ist ein komplexes Gefühl. Es lässt einen Menschen sich äußerst stark und unangenehm fühlen und gilt deshalb als „Selbstgefühl". Scham ist aber auch ein soziales Gefühl, das den Bruch mit gesellschaftlichen Normen und Idealen und die Entwertung durch Mitmenschen widerspiegelt. Diese soziale Komponente ist leichter erfassbar und hat dazu geführt, dass die Scham depressiver Menschen in Zusammenhang mit ihrer gesellschaftlichen Stigmatisierung gebracht wurde. Zu Recht werden große Anstrengungen unternommen, das depressive Leiden zu entstigmatisieren. Vom Stigma betroffene depressive Menschen bekämpfen in Selbsthilfegruppen die erfahrene Beschämung. Sie versuchen sich gegenseitig zu stärken und der sozialen Entwertung entgegenzuwirken.

Die Schamproblematik ist aber nicht bloß ein soziales Phänomen. Sie hat auch intrapsychische Wurzeln. So konnte z. B. in einer Untersuchung von Wei et al. (2005) nachgewiesen werden, dass die Frustration von Grundbedürfnissen – gerade auch von Bindungs- und Selbstwertbedürfnissen – ähnlich eng mit Scham korreliert ist wie mit Depressivität. Depressive Menschen müssen nicht sozial entwertet werden, um sich zu schämen. Sie können Scham auch empfinden, wenn sie als betont autonome Menschen an Selbstkontrolle einbüßen oder wenn sie als dependente Menschen an Attraktivität verlieren und sich in ihrem appellativen Verhalten entblößen.

Das Schamgefühl depressiver Menschen ist deshalb in der Therapie von vorrangiger Bedeutung. Es darf nicht nur als sozialer Nebeneffekt gesehen und als sekundär abgetan werden. Es tritt auch nicht nur bei narzisstischen Depressionen von betont selbstbezogenen Menschen auf – wie das Will (1994) und Morrison (1989) beschrieben haben – sondern auch bei klassischen Schulddepressionen. Wenn Schuldideen von einem depressiven Menschen geäußert werden, kann sich dahinter Scham verstecken.

Schuldgefühle können denn auch Anlass geben, das Vorhandensein von Schamgefühlen in der Therapie zu klären. So kann danach gefragt werden, ob sich ein Patient ausschließlich eine bestimmte Handlung vorwirft oder ob er sich darüber hinaus als ganze Person in Frage stellt bzw. sich dieser Tat schämt.

Sehr oft treten Schuldgefühle mit Schamgefühlen vermischt auf. Gar nicht selten ermöglichen Schuldideen einem depressiven Menschen auch, die schwerer auszuhaltenden Schamgefühle an einer bestimmten Fehlhandlung festzumachen und damit die schamvolle Selbstinfragestellung zu relativieren. Damit vermag sich der Patient gleichsam vom beschämten Opfer zum schuldhaften Täter zu machen, was leichter auszuhalten ist.

7.2 Depressogene Beschämung

Die Bedeutung der Schamgefühle für die Depressionstherapie zeigt sich auch darin, dass vor allem jene Belastungen zu Depressionen führen, die Scham auslösen. So hat George W. Brown seine früheren bahnbrechenden Studien (Brown und Harris 1978) über den Zusammenhang von Depression und belastenden Lebensereignissen in neuerer Zeit mit Untersuchungen ergänzt, die die Stressbelastung psychologisch eingrenzen. Danach haben Verlustsituationen vor allem dann eine depressogene Wirkung, wenn sie mit Erniedrigung und Bloßstellung (engl. entrapment: in die Falle geraten, sich ertappt fühlen) einhergehen. Auch frühkindliche Belastungen erhöhen das spätere Risiko, an Depressionen zu erkranken, vor allem dann, wenn sie Erniedrigung und Bloßstellung verursachen (Brown 2004).

Sacco (1999) und Joiner (2000) haben als Bindeglied zwischen solchen demütigenden Erfahrungen und dem Depressionsgeschehen einen Prozess herausgearbeitet, den sie „blame maintenance" (Aufrechterhaltung der Beschämung) nannten. Damit sind einerseits abwertende Vorstellungen gemeint, die sich in den Köpfen bestimmter Mitmenschen über die später depressiven Personen eingenistet haben. Andererseits ist damit auch die negativ getönte Kommunikation angesprochen, in die depressive Menschen einbezogen werden und die ihre Entfaltung behindert. Die Folgen einer solchen „blame maintenance" sind auch für die therapeutische Beziehung zu bedenken. Zum einen gehen depressive Menschen unbewusst und wie selbstverständlich davon aus, dass Therapeuten ähnliche Einschätzungen haben, wie sie sie in ihrem Leben vielfach kennengelernt haben. Zum anderen kann eine solche Beschämungserwartung das Verhalten der um Hilfe suchenden Patienten beeinflussen und zur Spannung in der Patienten-Therapeuten-Beziehung beitragen. Auch kann die Möglichkeit nicht ausgeschlossen werden, dass sich eine solche Erwartung wie eine sich selbst erfüllende Prophezeiung auswirkt.

Umso bedeutungsvoller ist es, auf eine mögliche Schamproblematik in der therapeutischen Beziehung zu achten. Wo immer Abwehrverhalten oder Widerstand spürbar sind, ist auch an Scham zu denken (Lewis 1987). Die Klaviatur der Scham hat viele Töne. Das Schamgefühl muss nicht offen zum Ausdruck kommen, weder durch Erröten noch durch Erbleichen. Es kann sich auch indirekt zeigen, etwa indem sich ein Mensch gegenüber dem Therapeuten verschließt, sei es, indem er sich bockig und vorwurfsvoll gibt, oder sei es, indem er sich durch überangepasstes Verhalten unangreifbar macht.

Scham ist immer doppelbödig. Sie ist sowohl selbstbezogen wie auf andere Menschen ausgerichtet. Scham grenzt zwar ab, aber nicht weil der Mitmensch unwichtig wäre, sondern weil er so überaus wichtig ist. Deshalb geht es im Umgang mit sich schämenden Menschen immer darum, sowohl ihrem Schutzbedürfnis gerecht zu werden wie auch zu berücksichtigen, dass das Schamgeschehen ein Kontaktbedürfnis voraussetzt (bzw. das „Selbst" durchlässige Ich-Grenzen hat).

Scham ist beides: Abwehr und Einladung zugleich. Wie die Entwicklung des Ich-Bewusstseins Mitmenschen voraussetzt – „das Ich wird am Du" (Martin Buber 1962) – so setzt auch das Selbstgefühl der Scham, das einen Menschen sehr unangenehm auf sich selbst zurückwirft, Mitmenschen voraus. Scham wird in der Regel durch Mitmenschen oder Gedanken an sie ausgelöst.

7.3 Würdigung statt Beschämung

Scham kann aber durch Mitmenschen auch wieder gemildert werden. Schamauslösend sind alle Formen von Erniedrigung. Demgegenüber wird Scham gemildert, wenn ein Mensch spürt, dass ihm seine Würde zurückgegeben wird: also wenn er Beschirmung statt Entblößung erfährt, Achtung statt Missachtung, Anteilnahme statt Distanzierung, Anerkennung statt Abwertung, Loyalität statt Illoyalität, Wärme statt Kälte, Echtheit statt Unpersönlichkeit, Beachtung der Ich-Grenzen statt Grenzüberschreitungen.

Während aber über Beschämungstaktiken sehr viel bekannt ist und die Folgen von Beschämungs- und Stigmatisierungsprozessen gut untersucht sind, fehlen weitgehend empirisch überprüfte Erkenntnisse, die den Umgang mit Scham in der Depressionsbehandlung betreffen. So lässt sich nur indirekt aus anderen Befunden der Psychotherapieforschung schließen, dass die aufgeführten Haltungen und Einstellungen, die einem Menschen Würde geben, den Therapieerfolg bei depressiven Menschen positiv beeinflussen. Ist doch der prognostisch günstige Beziehungseffekt von Anteilnahme, Wärme und Echtheit äußerst gut belegt (Übersicht bei Senf und Broda 2007).

Anders als das psychotherapeutische Schrifttum hat die philosophische und spirituelle Weisheitsliteratur Scham und Beschämung seit je zum Thema gemacht. Sie hat sich auch früh damit auseinandergesetzt, wie beschämten

Menschen zu begegnen ist. So lässt sich kaum eine philosophische oder religiöse Tradition finden, die das Krankmachende von Beschämungen – das „Kränkende" in der deutschen Sprache – nicht betont hat und die sich nicht darum bemüht hat, dem Selbstgefühl der Scham besonders achtsam zu begegnen.

Neben den östlichen Hochkulturen, die seit vedischer Zeit die Schamgefühle als besonders schützenswert beurteilten, findet sich Analoges auch in der abendländischen Philosophie und Religion. So ist die Bibel, der fälschlicherweise eine Präferenz von Schuld gegenüber Scham unterstellt wurde, reich an Beispielen, in denen beschämte Menschen ihre Würde durch Achtung und Wertschätzung wiedergegeben wird – etwa im Gleichnis vom verlorenen Sohn oder in der Begegnung Jesu von Nazareth mit stigmatisierten Zöllnern und mit der beschämten Ehebrecherin (Übersicht bei Wiher 2003). Auch die therapeutische Haltung frühchristlicher Wüstenväter (Hell 2009a) oder der Chassidim (Buber 1949) ist erwähnenswert.

Von diesem traditionellen Erfahrungsschatz kann auch die Psychotherapie profitieren. Es ist z. B. für den psychotherapeutischen Umgang hilfreich, wenn deutlich zwischen subjektivem Schamgefühl und objektivierender Beschämung unterschieden wird (was schon in der klassisch-griechischen Gegenüberstellung von Aidos und Aikyme angelegt ist). Schamgefühle sind in der Regel schützenswert. Sie sind im Gegensatz zu Beschämungen, auch zu Selbstbeschämungen, nicht in Frage zu stellen. Sie sind Ausdruck und Motor der Selbstentwicklung und setzen ein Verhältnis zum eigenen Bild von sich, ein Selbst-Bewusstsein, voraus (Hell 2006, 2011).

Das kommt schon in der zweiten biblischen Schöpfungsgeschichte zum Ausdruck, wenn Adam und Eva sich schämen, nachdem sie vom „Baum der Erkenntnis" gegessen haben (nachdem es vorher geheissen hat: „Sie schämten sich ihrer Nacktheit nicht"). Nach der modernen Säuglings- und Kleinkindforschung tritt Scham erst auf, wenn Kinder im zweiten Lebensjahr ein Selbstbewusstsein entwickeln und sich beispielsweise im Spiegel erkennen.

7.4 Abgrenzung von Scham und Beschämung

Scham geht mit der Differenzierung von Selbst und Objekt einher. Weil Scham aber eine Differenz widerspiegelt, auch zwischen dem, was ein Mensch subjektiv wünscht, und dem, was objektiv gegeben ist, zwischen eigener Erwartung und erfahrener Realität, ist der Umgang mit dieser Bruchlinie besonders heikel und herausfordernd. Scham kann dazu beitragen, dass ein Mensch vermehrt zwischen fremd und vertraut differenziert, sowohl hinsichtlich intrapsychischer Phänomene wie bezüglich zwischenmenschlicher Aspekte. Sie kann einen Menschen reifen lassen, weil in der Schamkrise der Vorhang der Kohärenz zerrissen wird und gerade dieser Bruch zwischen innen und außen, auch zwischen Ich-Ideal und Realität, subjektbildend ist. Aber Scham schafft nicht nur die Chance einer neuen Kohärenzbildung und Selbstdifferenzierung, sondern bringt auch das Risiko des Auseinanderbrechens mit sich, wenn immer neue Demütigungen und Stigmatisierungen keine heilsamen Übergänge in neue Kohäsionen bzw. Identitäten ermöglichen.

Diese Schamfähigkeit, die den Menschen auszeichnet, kann aber dazu benützt werden, einen Menschen in seinem Selbstwert zu verletzen und gefügig zu machen. Sie kann dazu missbraucht werden, einen Menschen zu instrumentalisieren und für eigene Zwecke einzusetzen. Sie kann in einem solchen Fall dazu führen, dass ein Mensch von Scham überschwemmt wird und sich schließlich selbst beschämt (▶ Abb. 15).

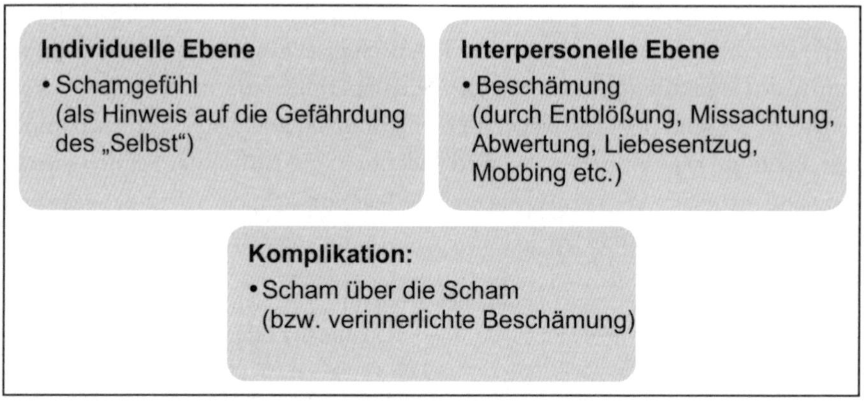

Individuelle Ebene
- Schamgefühl
(als Hinweis auf die Gefährdung des „Selbst")

Interpersonelle Ebene
- Beschämung
(durch Entblößung, Missachtung, Abwertung, Liebesentzug, Mobbing etc.)

Komplikation:
- Scham über die Scham
(bzw. verinnerlichte Beschämung)

Abb. 15: Scham und Beschämung

Diese Differenzierung von Scham und Beschämung ist mir persönlich in meiner Lebensgeschichte wichtig geworden. Sie hat mir geholfen, Schamgefühle weniger abzulehnen und – durch die bessere Akzeptanz eigener Schamgefühle – auch der Schamproblematik von Patienten offener zu begegnen. Indem ich dem Schamgefühl von hilfesuchenden Menschen auch Positives abgewinne, laufe ich weniger Gefahr, den Schameffekt überfürsorglich zuzudecken oder kritisch abzuwerten.

Denn: Die Scham, so schrecklich sie sich anfühlt, ist der unverwechselbare, stille Schrei, der unüberhörbar sagt: *Ich bin es, der sich schämt, ich und kein anderer.* „Ich bin mit der Selbstbewertung als nahezu ein Nichts nicht am Ende, weil sich leibhaft aufdrängt, dass ich da bin und dass sich in diesem Da-Sein Möglichkeiten eröffnen, die gegenüber dem andrängenden Gefühl nichtender Scham helle Horizonte ahnen lassen, in das ich als ich selbst aufleben kann" (Bammel 2005, S. 362).

Auch Beschämung, die einen Menschen zur bloßen Sache macht, aber Scham weckt, kann diese Selbstgewissheit nicht aufheben. Es sei denn, sie führe zur Selbstentgrenzung oder zur psychotischen Fragmentierung des „Selbst".

Beim Umgang mit der Scham eines Patienten ist auch seine Persönlichkeitsentwicklung zu berücksichtigen. Erlebt ein Mensch „hypertrophe Scham", die sein Ich überschwemmt, oder ist ein Mensch so narzisstisch, dass er kaum Scham erfahren und noch weniger reflektieren kann, so fehlt ihm entweder die nötige Schamtoleranz oder die nötige „Ich-Stärke". Dann kann mit dem Schamgefühl therapeutisch nur sehr schwer oder überhaupt nicht gearbeitet werden. Hier sind tiefenpsychologische Ansätze nötig, die dem Patienten zunächst eine bessere Abgrenzung von Ich und Außenwelt und ein stärkeres Identitätsgefühl ermöglichen (vgl. Wurmser 1990 und Seidler 2001). Anders verhält es sich, wenn keine narzisstische, Borderline- oder (prä)psychotische Strukturen vorliegen, sondern die Schamproblematik einen „neurotischen" Hintergrund hat, oder wenn die depressive Aktionshemmung eine bisher kompensierte Persönlichkeitsstörung reaktiviert hat. Dann kann der therapeutische Umgang mit Scham befreiend wirken. Selbst hier gilt jedoch Fenichels Rat (1935), sich möglichst an der Oberfläche zu bewegen und gemeinsam mit dem Patienten von der Oberfläche in die Tiefe zu gehen.

Zu Recht hält Hilgers fest (2006, S. 145): „Scham, die den therapeutischen Prozess eher behindert, tritt dort auf, wo plötzliche Tiefendeutungen gegeben werden, auf die der Patient nicht vorbereitet ist und die daher zumeist nicht nur wirkungslos, sondern kontraproduktiv sind. Wachsende Kompetenzen des Patienten im Verlauf seiner fortschreitenden Therapie verändern demgegenüber seine Intimitäts- und Selbstgrenzen gegenüber seinem Therapeuten. Manche Themen gehen den Therapeuten im Zuge wachsender Autonomie des Patienten nichts mehr an. Für den Therapeuten bedeutet dies, ein sensibles Gespür dafür zu entwickeln, welche Bereiche zu dieser neuen Eigenständigkeit zählen. Andere Themen jedoch werden gerade erst wegen anwachsender Autonomie besprechbar, weil ihre Schambesetzung mittlerweile ein das Ich nicht mehr überforderndes Maß angenommen hat."

Für das therapeutische Vorgehen ist immer zu berücksichtigen, wie groß die Fähigkeit eines Menschen zur Distanzierung von seiner Gefühls- und Gedankenwelt ist. Ist er zur Distanzierung partiell in der Lage, so kann er sich in der Therapie dem Schamerleben besser stellen. Ist er aber zur Distanzierung auch rückblickend nicht fähig, dann geht die Auseinandersetzung mit Scham in der Regel mit einem Gefühl der Selbstquälerei einher. Das Schamerleben hat noch keine progressive Potenz. Es hat vor allem Schutzfunktion. Eine solche verbergende Scham ist als Bergung zu würdigen, aber keineswegs als aggressiv zu deuten.

Hier ist Schamtoleranz auf Seiten des Therapeuten gefordert. Denn das therapeutische Ziel ist nicht das Lüften eines schamvoll gehüteten Geheimnisses, sondern die Wahrung eines adäquaten Gleichgewichts von Nähe und Distanz, das es dem Patienten erleichtert, für sich ein adäquateres Verhältnis zum Anderen (und immer auch Fremden) zu finden. Eine Welt ohne Scham wäre eine Welt ohne Geheimnisse – und eine Welt ohne selbstbewusste Personen.

Schamfähigkeit und personale Subjektivität sind nicht auseinander zu dividieren. Selbstentwicklung und Schamtoleranz gehen Hand in Hand. Mit der fortschreitenden Selbstentwicklung nimmt auch die Fähigkeit zu, auf die Scham zu hören. Damit hat die Scham nicht mehr nur Anteil an der Selbstentwicklung, sondern wird auch zu einem Objekt der Selbsterkenntnis.

7.5 Beschämte Scham an einem Beispiel

Um diese theoretisch behandelten Zusammenhänge zu konkretisieren, wähle ich ein Beispiel aus, das auch die Dialektik von Scham und (Selbst)beschämung illustrieren kann:

Marianne M., eine heute 50-jährige, alleinstehende Apothekerin, hat mich sehr viel über Scham und Beschämung – auch über die Abgrenzung von aktivem (subjekthaftem) Schamerleben und passivem (objekthaftem) Beschämtwerden – gelehrt. Sie wuchs als jüngeres von zwei Kindern in einer unglücklichen Kleinfamilie auf, in der sich Mutter und Vater zunehmend bekämpften. Der Vater neigte zu Jähzorn und schlug die intellektuell überlegene Mutter, aber auch die Kinder, insbesondere, wenn er alkoholisiert war. In dieser belastenden Familienatmosphäre blieb Marianne bis zum Alter von neun Jahren die einzige Person, die gegenüber ihrem zur Gewalttätigkeit neigenden und höchst pedantischen Vater auch Eigenwilligkeit zeigen konnte. Das änderte sich schlagartig, als Marianne M. im Alter von neun Jahren mehrfach von einem älteren Nachbarjungen sexuell missbraucht wurde. Die Eltern reagierten auf das Bekanntwerden dieses Geschehens, indem sie Marianne isolierten und das Vorgefallene tabuisierten. Marianne fühlte sich wie eine Person mit einer ansteckenden Krankheit, auch weil sie z. B. in der Freizeit nicht mehr im Hof mit anderen Kindern spielen durfte. Gleichzeitig war sie tief beschämt, zum einen durch die Ohnmacht, die sie beim sexuellen Missbrauch erlebt hatte, zum anderen durch das Ausgeschlossen-Sein, das sie im Alltag erlebte. Es blieb ihr versagt, sich einer verlässlichen Person anzuvertrauen. In ihrer Isolation versuchte sie schließlich, ihre seelische Wunde auch vor sich selbst zu verstecken. Jetzt begann sie – im Gegensatz zu früher, wo sie auch trotzig aufbegehren konnte – die Akzeptanz der Eltern, Lehrer und Vorgesetzten mit überdurchschnittlichen Leistungen und äußerlicher Angepasstheit zu gewinnen. Dieses kompensatorische Vorgehen hatte insofern Erfolg, als sie sich schulisch immer mehr auszeichnete. Sie schloss die Schule mit der besten Note und das nachfolgende Pharmaziestudium mit der höchsten Auszeichnung ab. Dennoch blieb ihr versagt, was sie sich insgeheim von ihren Leistungen erhofft hatte. Die schulischen und beruflichen Auszeichnungen vermochten ihre verinnerlichte Beschämung nicht zu beseitigen. Im Gegenteil erlebte sie, dass auch kleine Misserfolge an ihrer Schamwunde rührten und sie zwangen, sich noch mehr zusammenzunehmen, um mittels äußerer Erfolge gegen die eigene Abwertung anzukämpfen. Schließlich brach das Selbstwertgefühl von Marianne M. völlig ein. Sie wurde im Alter von 25 Jahren schwer depressiv. Nach weiteren depressiven Episoden, die zu Klinikaufenthalten Anlass gaben, auch weil sie mit suizidalen Krisen einhergingen, nahm die Patientin schließlich eine ambulante psychiatrisch-psychotherapeutische Behandlung auf. Dabei half es Marianne M. nur beschränkt, den erfahrenen sexuellen Missbrauch endlich jemandem anvertrauen zu können. Sie fühlte sich zwar durch das „Geständnis" von einem Druck befreit. Doch die rizomartigen Verästelungen der Beschämungen, die sie vor, im und nach dem Missbrauch erlebt hatte, waren so tief in sie eingedrungen, dass sie sich weiterhin als Versagerin erlebte. So glaubte sie auch in der Therapie, nur über einen besonderen Leistungsausweis die Zuneigung des Therapeuten zu verdienen. Erst die Erfahrung, bei Einbrüchen ihres Leistungsvermögens vom Therapeuten nicht abgelehnt zu werden und als schamhafte Person akzeptiert zu sein, erlaubte Marianne eine vorsichtige Neubewertung ihrer Schamgefühle. Mit einiger Überraschung und fast Unglauben stellte sie fest, dass das Zulassen ihrer Schamgefühle ihre Selbstsicherheit nicht schwächte, sondern eher stärkte. Je mehr sie aber auch ihren negativen Gefühlen zu vertrauen lernte, desto mehr war sie imstande, bisher abgelehnte körperliche Empfindungen wahrzunehmen und ihren bisher praktizierten Rückzug vorsichtig aufzugeben. Von Krisen unterbrochen, entwickelte sie über die kommenden Jahre langsam ein stärkeres Leib- und Selbstgefühl. Auch wenn die Wunde der Beschämung keineswegs geheilt ist, hat sich für Marianne M. Wesentliches verändert. Sie versteht z. B. ihr Schamempfinden heute weit mehr als früher als eine adäquate persönliche Reaktion auf eine Demütigung. Oder wie sie selbst einmal sagte: „Ich schäme mich jetzt als Marianne, ich schäme mich dafür, was man mir angetan hat." Früher schien sie zu denken: „Ich darf mich nicht schämen, da ich sonst zu einem Objekt der Beschämung werde und mich der Verachtung ausliefere." Das Unrecht der Beschämung von Frau M. ist nicht gesühnt. Aber Frau M. weiß besser zwischen einem tief menschlichen Schamerleben und einer destruktiven Beschämung zu unterscheiden und Scham nicht für Schande zu halten.

Was hier am Beispiel der Scham zum Ausdruck gebracht wurde, gibt ein Grundproblem jeder Beschäftigung mit dem menschlichen „Selbst" wieder. Das „Selbst" eines Menschen gründet auf einem phänomenalen Differenzerleben, wozu auch Scham gehört. „‚Ich' hat kein Gesicht und läßt sich unter Tausenden erkennen" (Goldschmidt 1994, S. 92). „Alles kann ich sehen, nur mich nicht: Das ist mein Ichsein" (ebd. S. 28).

Das Selbst stellt aber auch eine (objektale) Vorstellung dar, die das Erlebte und von anderen Gespiegelte zu einem Selbstbild formt. „Ich ist ein anderer" („Moi est un autre", Rimbaud 1871).

Schon diese wenigen Sätze – mehr Pinselstriche als Beschreibungen – verweisen darauf, dass das „Selbst" keine einfache Sache ist, obwohl Wortverbindungen wie Selbst-Bestimmung, Selbst-Ermächtigung, Selbst-Verantwortung und Selbst-Sorge zu Schlüsselbegriffen der Moderne geworden sind.

Zu dieser Entwicklung haben Psychologie und Psychotherapie nicht wenig beigetragen. Das zeigt sich auch in der psychotherapeutischen Literatur zur Depressionsbehandlung, in der das Selbst-Verständnis depressiver Menschen eine große Rolle spielt – sei es nach der psychoanalytischen Theorie von Selbstobjekten oder nach der kognitiven-verhaltenstherapeutischen Konzeption von Selbstattribuierungen. Doch wird unter dem Begriff des „Selbst" ganz Unterschiedliches verstanden.

Deshalb will ich zunächst im folgenden Kapitel als Exkurs einige Missverständnisse, die diesen Begriff belasten, ausräumen, bevor ich im übernächsten Kapitel darauf eingehe, wie die Selbstverhältnisse depressiver Menschen zum Inhalt therapeutischer Arbeit werden können.

8 Verzweifelt sich selbst sein – das „Selbst" in der Psychotherapie

„Selbst" ist ein moderner Begriff. Es handelt sich um eine Substantivierung eines Reflexiv-Pronomens (ich liebe oder hasse mich selbst), die erst im 19. Jahrhundert vermehrt Anwendung fand und sich dann vor allem in der zweiten Hälfte des 20. Jahrhunderts stark verbreitete. Zuvor wurde dieser Begriff nur vereinzelt und unsystematisch gebraucht. Er stand ganz im Schatten der „Seele". Es waren vor allem idealistische Philosophen wie Hegel und Fichte, die den Selbstbegriff aufbrachten. Sie beschrieben das „Selbst" als ein Verhältnis des Menschen zu sich selbst, also als eine Art Selbstbespiegelung. Hegel bezeichnete z. B. das Selbst als ein „Bewusstsein, das auf sich selbst reflektiert". Diese idealistische Konzeption wurde später von der Psychologie in den Grundzügen übernommen (Angehrn und Küchenhoff 2009). Nach neoanalytischen Vorstellungen der „Selbstpsychologie" bildet sich im Menschen ein „Selbst", das zur Grundlage menschlicher Entscheidungen wird. Der (primäre) Narzissmus wird als idealisierender Selbstbezug verstanden, der Einfluss auf die intrapsychische Entwicklung nimmt.

8.1 Umstrittener Selbstbegriff

In der Geschichte der Philosophie blieb es aber nicht bei diesem ersten Verständnis des „Selbst" als Selbstbespiegelung. Zunächst durch Kierkegaard (1997, Original 1849) und dann vor allem durch Heidegger (1927) kam es zu einem Umbruch des Selbstverständnisses. Anstelle eines Bewusstseins, das sich intrapsychisch selbst reflektiert, wurde das Selbst als ein Verhältnis gesehen, das sich zur Existenz oder zum Sein verhält. Damit wurde aus der Selbstbespiegelung ein Verhältnis zu etwas Umfassenderem (Tugendhat 1979). Deshalb konnte Kierkegaard von bestimmten Menschen sagen, sie versuchten verzweifelt sich selbst zu sein (oder verzweifelt nicht sich selbst zu sein), weil sie – in seiner religiösen Sprache – Gott verloren bzw. nicht wiedergefunden haben.

Heidegger sprach von der „Verlorenheit" an das „Man", bzw. vom Verlust der „Eigentlichkeit", wenn das Verhältnis zur existentiellen Grundlage gestört ist.

Nach dem sprachanalytisch orientierten deutschen Philosophen Tugendhat (1979), stellt die Rede von einem „Selbst, das sich zu sich selbst verhält", eine Tautologie dar. Wie könne sich ein A (oder Ich) zu einem gleichen A (oder Ich) verhalten? Jedes Verhältnis setze ein Objekt und Subjekt voraus, wobei ersteres nicht mit letzterem identisch sein dürfe. Alles andere komme einer „Verhexung der Sprache" gleich. Erst wenn sich etwas vom Selbst abhebe (wie die Existenz oder das Sein), könne gemäß Tugendhat auch von einem Verhältnis dieses Selbst gesprochen werden.

Noch grundsätzlicher wurde das „Selbst" in neuester Zeit von neurophilosophischer Seite kritisiert. So hält Metzinger (2010) das „Selbst" für eine Illusion, die uns von unseren Gehirnen vorgegaukelt werde.

Tatsächlich ist der Selbstbegriff bei genauerem Hinsehen philosophisch nicht so selbstverständlich, wie es einmal den Anschein gemacht hat (vgl. die philosophischen Auslegeordnungen bei Metzinger [1996], Pauen [2005] und insbesondere das grundlegende Werk von Taylor [1996] „Die Geschichte des Selbst"). Auch in der Psychologie wird der Selbst-Begriff unterschiedlich gebraucht. So hat die Sozialpsychologie andere Selbst-Konzepte als die Kognitionspsychologie und diese wiederum andere als die Psychoanalyse.

In der *Sozialpsychologie* ist v. a. der Einfluss George Herbert Meads hervorzuheben. Mead unterscheidet zwischen „I", der Person, die als Subjekt wahrnimmt und erkennt („the self as knower"), und „me", dem Bild, das diese Person von sich macht („the self as known", als Objekt). Bei der Bildung dieses „me" spielen Kultur und Erziehung eine maßgebliche Rolle. Mead spricht deshalb auch von einem „allgemeinen Dritten" („generalised other") und meint damit eine generalisierte Vorstellung in mir („me"), die sich über die mich prägende Kultur und Sprache gebildet hat. „The organised community or social group which gave to the individual his unity of self can be called ‚the generalised other'" (Mead 1934, S. 154).

Demgegenüber versteht die *Kognitionspsychologie* unter dem „Selbst" ein Konzept, das die erfassbare Gesamtheit aller selbstbezogenen psychologischen Prozesse umschließt, also nur das „me" und nicht das „I" von Mead umfasst. Mummendey (2006, S. 38) definiert: „Unter dem Selbstkonzept (der Gesamtheit der Selbstkonzepte) eines Individuums verstehen wir die Gesamtheit aller Selbstbeurteilungen", wobei zu den Selbstbeurteilungen (judgements) auch Wahrnehmungen, Erinnerungen, Wertungen und Gefühle sich selbst gegenüber zählen. Es handelt sich also beim Selbstkonzept der Kognitionspsychologie um Einstellungen bzw. Intentionen, die ein Mensch zu sich selbst hat, während achtsames Spüren und Innewerden ohne selbstbezogene Intention nicht zu diesem Selbstkonzept gehören.

Das kognitionspsychologische Selbstkonzept Mummendeys entspricht weitgehend dem, was ich später in diesem Kapitel und in Kapitel 9 „Selbstbild" nenne, während das „I" von Mead näher bei dem liegt, was ich „Selbsterleben" nennen werde. Unter „Selbstbild" können kognitionstheoretische Begriffe wie Selbst-Wahrnehmung, Selbst-Bestätigung, Selbst-Achtung, Selbst-Kontrolle, Selbst-Wirksamkeits-Erwartung oder Selbst-Darstellung subsumiert werden, also jene kognitiven Konzepte, die eine Selbstbeurteilung implizieren.

So different sozialpsychologische von kognitionspsychologischen Verständnisweisen des „Selbst" sind, so klar unterscheiden sich diese beiden wiederum von *psychoanalytischen und psychodynamischen* Konzepten. Doch bilden auch diese keine Einheit, sondern weisen schulenabhängige Differenzierungen auf. So ist z. B. für C.G. Jung das „Selbst" in Anlehnung an indische Vorstellungen von Atman/Brahman kosmisch weit. Es umfasst das Ich grenzenlos – ganz im Sinne Nietzsches: „Dein Selbst lacht über dein Ich und seine stolzen Sprünge" (Nietzsche 1954, S. 301). Demgegenüber ist das „Selbst" der Freud'schen Psychoanalyse eine intrapsychische Instanz, nämlich eine Fortsetzung (oder Selbstwahrnehmung) des „Ichs". Aber auch innerhalb der Freud'schen Psychoanalyse differieren teilweise die Konzeptionen des „Selbst".

So denkt Kohut (1979) das „Selbst" als primäre Struktur, die sekundär durch Beziehungserfahrungen mit sog. „Selbstobjekten" erweitert wird. Kohut geht davon aus, dass im menschlichen Organismus eine Tendenz existiert, alle Erfahrungen zu zentrieren und auf ein „Selbstsein" auszurichten. Das Gefühl von „Selbstsein" entwickle sich günstig, wenn ein Kind von den Eltern als Ganzes Beachtung finde und sich so in ihm hilfreiche „Selbstobjekte" entwickeln könnten. Dabei sind „Selbstobjekte" diejenigen Objekte oder deren Funktionen, die das Selbstgefühl stärken und positiv beeinflussen (▶ Kap. 9).

Demgegenüber versteht eine andere Richtung in der Psychoanalyse, die sog. Objektbeziehungstheorie, die prominent von Kernberg vertreten wird, das „Selbst" nicht als primäre Anlage (wie Kohut), sondern als intrapsychische Struktur, die sich sekundär aus Introjekten bzw. Erfahrungen mit anderen Menschen bildet.

Eine wiederum andere Konzeption vertritt die *kognitive Psychotherapie* von Aaron Beck (Beck et al. 1999, Beck 2008). Hier wird – in einer gewissen Analogie zur Kognitionspsychologie – von „Selbst-Zuschreibungen" gesprochen und das „Selbst" als Konstrukt behandelt. Mit „Selbst-Zuschreibungen" oder Attributionen sind in erster Linie kognitive Vorstellungen gemeint, mit denen sich Menschen identifizieren, also z. B. die Vorstellung, tüchtig und erfolgreich oder unnütz und chancenlos zu sein.

So unterschiedlich die verschiedenen Ansätze auch sind, stimmen sie doch darin überein, dass sie dem „Selbst" eine große Bedeutung zuschreiben. Das „Selbst" ist zu einem zentralen Begriff in Psychologie und Psychotherapie geworden. Diese Dominanz des Selbstbegriffs hat allerdings in den letzten Jahren auch Kritik herausgefordert.

So hat der amerikanische Psychologe Cushman (in seinem Buch „Constructing the Self, Constructing America", 1995) in den neoanalytischen Konzeptionen des „Selbst" eine Abkehr von der Beachtung gesellschaftlicher und sozialer Bedingungen und eine Hinwendung zu einer kapitalistisch geprägten Mischung von Individualismus und Konsumorientierung gesehen. Indem das Selbst zunächst als narzisstisch und leer beschrieben und mit (Selbst)Objekten bzw. Introjekten gefüllt werde, um heranreifen zu können, fehle diesem Selbstverständnis eine soziale Potenz. Die israelische Soziologiedozentin Eva Illouz (2009) sieht in „der therapeutischen Inszenierung des Selbst" (S. 300) eine Taktik, sich Menschen „zugleich als Patienten und Konsumenten zunutze" (S. 308) zu machen und sie als jemanden zu sehen, „der Führung und Fürsorge braucht, und als jemanden, der auf sich aufpassen kann, wenn man ihm hilft" (S. 308). Der Pariser Soziologieprofessor Alain Ehrenberg (2010) bringt schließlich das Aufkommen des „Selbst" mit einem therapeutischen und gesellschaftlichen Kulturwandel (von einer Konfliktorientierung her zu einer Strukturorientierung hin) in Zusammenhang. Die gesellschaftliche Verpflichtung zur Individualisierung mache die Betonung eines „Selbst" nötig, führe aber auch dazu, dass sich immer mehr Menschen in depressiver Weise als „erschöpftes Selbst" fühlen.

Diese Kritiken scheinen mir insofern hilfreich, als sie auf die kulturelle Einbettung des modernen Selbstverständnisses hinweisen und einer Ideologisierung bestimmter Selbstkonzeptionen entgegenwirken. Andererseits wird mit dem Begriff des „Selbst" etwas eingefangen, das den Menschen auszeichnet, nämlich das nicht weiter auflösbare Bewusstsein, *dass* ich (selbst) bin, fühle, denke, handle. Ein solches Bewusstsein von sich selbst erscheint den meisten Menschen völlig selbstverständlich, weil es ihrem alltäglichen Erleben entspricht. Es kommt hinzu, dass es uns Menschen verwehrt ist, ohne dieses Selbsterleben über uns oder über die Welt in irgendeiner Weise zu denken oder zu reden. Darin liegt auch die Schwierigkeit, dieses Selbst zu definieren, ohne einem Zirkelschluss zu verfallen, indem wir voraussetzen, worauf wir schließen.

Die Unmöglichkeit, hinter das Selbstbewusstsein zurückzugehen und es gleichsam hinterrücks zu fassen zu kriegen, wird in einer chassidischen Geschichte treffend illustriert (Buber 1963, S. 707). „Es gab einmal einen Toren. Am Morgen beim Aufstehen fiel es ihm immer so schwer, seine Kleider zusammenzusuchen, dass er am Abend, dran denkend, oft sich scheute, schlafen zu gehen. Eines Abends fasste er sich schließlich ein Herz, nahm Zettel hervor und Stift zur Hand und verzeichnete beim Auskleiden, wo er jedes Stück hinlegte.

Am Morgen zog er wohlgemut den Zettel und las: ‚Die Mütze' – hier war sie, er setzte sie auf, ‚die Hosen' – da lagen sie, er fuhr hinein, und so fort, bis er alles anhatte. ‚Ja aber, wo bin ich denn?' fragte er sich nun ganz bang, ‚wo bin ich nur geblieben?' Umsonst suchte und suchte er, er konnte sich nicht finden. ‚So geht es auch uns', sagte der Rabbi Chanoch."

Weil es schwierig ist, das Verhältnis eines Menschen zu sich selbst zu fassen, kleiden wir das Selbst ein und beschreiben dann seine Kleider – als echt, falsch, ideal usw.

8.2 Selbsterleben und Selbstbild

Erst wenn wir gleichsam mit den Augen der andern auf uns selbst schauen, können wir ein Bild von uns gewinnen. Aber das so erhaltene Selbstbild ist nicht mehr identisch mit unserem Erleben. Es ist nicht allein aus der Perspektive der ersten Person (der unmittelbaren Erlebensperspektive) gewonnen, sondern hat die Perspektive der dritten Person zur Voraussetzung, also einen von andern übernommenen und verinnerlichten Blickwinkel. Im Wesentlichen handelt es sich beim Selbstbild um ein Fremdbild. Es gibt wieder, wie ein „generalisierter Dritter" uns sehen und beurteilen würde. Dazu gehört auch das Menschenbild, das sich in unserer Kultur entwickelt hat.

Anders gesagt: Um das ursprüngliche seelische Selbsterleben lagern sich im Selbstbild die verschiedensten Schichten der historischen und biographischen Sozialisation ab. Was wir so als „Selbst" bildlich wahrnehmen, besteht nicht mehr nur aus affektiv Erfahrenem und Verarbeitetem, sondern auch aus den Vorstellungen und Reflexionen, die wir von Vorbildern übernehmen oder in Schule und Ausbildung lernen. Dazu gehören religiöse und kulturelle Prägungen, soziale Normen, zeitbedingtes Wissen und eigene Schlussfolgerungen aus biographischen Erfahrungen. (Eine ausführliche Darstellung dieser Verhältnisse findet sich in meinem Buch „Seelenhunger" 2003.) In ▶ **Abb. 16** kommt das Verhältnis von Selbsterleben und Selbstbild graphisch zur Darstellung.

Mit dem Selbstbild macht sich der Mensch selbst zum Objekt. Es kommt gleichsam zu einer „Begegnung mit dem Fremden" (Brühlmann 2011) und der Mensch tritt so zu seinem Selbstbild in ein Verhältnis. Er kann sich z. B. an ihm messen. Enttäuschung über ein nicht erreichtes Selbst- oder Idealbild kann die Folge sein. Wird das Selbstbild für einen Menschen wichtiger als das Selbsterleben, erhält es eine Macht, die einen Menschen erdrücken kann. Kaum etwas anderes macht einen Menschen psychisch so verletzlich, wie ein rigides oder überforderndes Selbstbild.

Selbsterleben (Phänomenales Selbst)	Selbstbild (Kognitives Selbst)
Gesamtheit des persönlichen Erlebens	Gesamtheit aller Einstellungen zur eigenen Person bzw. Selbstbeurteilung
(präreflexive) leib-seelische Resonanz	(reflexives) Verhältnis zu sich selbst

Abb. 16: Unterscheidung von Selbsterleben und Selbstbild

8.3 Das Scheitern moderner Menschen an ihren Selbstanforderungen

In der Spätmoderne neigen wir dazu, dieses Selbstbild weiter aufzuladen: immer schneller, immer weiter, immer höher. Flexibilität, Effizienz und Exzellenz gehören zu den Werten des globalen Wirtschaftens und Forschens.

Die Vorstellung eines starken, autonomen und flexiblen Subjekts wird in der depressiven Blockade aber zur Farce. Im depressiven Zustand von Verlangsamung und Energieverlust widerspricht ein Betroffener fast allen Fähigkeiten, die in einer Leistungs- und Informationsgesellschaft erwartet werden. In der Depression ereignet sich, was der moderne Mensch am wenigsten erträgt: Er erlebt klar und wach mit, wie seine persönlichen Entscheidungs- und Einflussmöglichkeiten eingeschränkt werden. Seine Gedanken und Erinnerungen werden schwerer abrufbar. Planen und Entscheiden sind ebenso blockiert wie ausführende Bewegungen oder körpersprachliche Ausdrucksformen.

Neben der depressiven Störung stehen auch viele andere psychiatrische Leidensformen mit überfordernden Selbstansprüchen in Zusammenhang. Zwangskranke neigen dazu, aus innerer Unsicherheit heraus alles im Griff haben zu wollen. Ihr Selbstbild hat oftmals perfektionistische Züge. Gerade dieser Selbstanspruch führt aber dazu, dass sie sich schneller und stärker überfordern und in Angst geraten. Menschen mit narzisstischen Tendenzen blähen demgegenüber ihr Selbstbild eher auf mit der Gefahr, durch Misserfolge besonders gekränkt zu werden. Suchtkranke schließlich suchen ihre Enttäuschung, ihren

Selbstvorstellungen nicht entsprechen zu können, mit Alkohol, Medikamenten oder Drogen zuzudecken. Doch vergrößert sich durch den Substanzmissbrauch oft noch die Diskrepanz zwischen Selbstanspruch und Alltagsrealität. Dieser Zusammenhang wird in der Erzählung vom „Kleinen Prinzen" von Saint-Exupéry treffend in einen kurzen Dialog gebracht. „Warum trinkst du?", fragt der kleine Prinz den Säufer. „Um zu vergessen, dass ich mich schäme", antwortet dieser. „Weshalb schämst du dich?", fragt der Prinz. „Weil ich saufe" (Saint-Exupéry 1943).

Solche Teufelskreise, die zu immer größerer Not führen, sind bei vielen psychisch Kranken zu beobachten. Der Trinker ist über sein Trinken enttäuscht, der Depressive über seine depressive Blockade und der Angst- und Zwangs-kranke über seine Angst. Es fällt ihnen schwer, in der Ent-täuschung, die sie erleben, auch das Aufdecken einer Täuschung zu sehen, die mit ihrem Selbstbild zu tun hat. Stattdessen halten sie an ihren Selbstansprüchen fest. Dabei wäre es gerade in leidvollen Herausforderungen für einen Menschen hilfreich, das eigene seelische Erleben annehmen zu können und die Selbstinfragestellung durch ein normiertes oder idealisiertes Bild von sich selbst möglichst klein zu halten.

Nur, wie kann ein Mensch, der sich selbst infrage stellt, wieder zurück zu sich selbst und damit auch zu seiner Seele finden? Man kann ja die eigene Biographie und die an sich selbst durchgemachte Sozialisation nicht einfach wie eine Schlangenhaut ablegen und die Außenperspektive komplikationslos durch eine Innensicht ersetzen. Man kann sich nicht selbst ins Paradies katapultieren. Die Differenzerfahrung zwischen innen und außen bleibt. Auch die Scham (als Schnittstellenaffekt) ist nicht ohne Erkenntnisverlust zu beseitigen. Man kann aber versuchen, sich mit therapeutischer Hilfe mit dem eigenen Selbstbild aus-einanderzusetzen mit dem Ziel, unmittelbarer zu leben.

Moderne depressive Menschen mögen an ihren Selbstanforderungen schei-tern und depressiv reagieren. Aber sie mögen manchmal auch durch ihr De-pressivsein hindurch eine nicht selbstverständliche Erlebensfähigkeit neu ent-decken und verspüren, dass es dieser „innere Raum" persönlichen Erlebens ist, der sie ausmacht. Eine solche Entwicklung wird erleichtert, wenn ein Mensch einen Begleiter findet, der anteilnehmend und empathisch ist und seelisch stim-mig mitschwingen kann. Wenn das Ich ein solches Du findet, öffnet sich im Sinne Martin Bubers ein Beziehungsraum, der das Selbst weder zum Objekt macht noch es sich selbst überlässt. Wärme, Wertschätzung und Angstfreiheit sind Charakterisierungen, die sich in der Psychotherapieforschung als unspe-zifische, methodenübergreifende Wirkfaktoren in unzähligen Studien herauskristallisiert haben (Orlinsky 1994). Doch bewirken psychische Erkrankungen oft Interaktionsweisen, die eine offene Haltung und ein empathisches Eingehen erschweren. So führt z. B. das Verhalten eines depressiven Menschen immer wieder dazu, dass sich Bezugspersonen und auch Therapeuten dadurch in Frage gestellt fühlen und – um den depressiven Sog abzuwehren – selbstbehauptend negative Kritik an Depressiven üben oder ihnen Ratschläge erteilen, die im Grunde Schläge sind (▶ **Kap. 10**). Das geschieht bei Laien meist offener und direkter als bei Therapeuten, etwa wenn Angehörige und Freunde einen depressiven Menschen dazu auffordern, sich zusammenzureissen, sich am Schönen zu erfreuen oder das Belastende loszulassen. Doch sublime und versteckte Distanzierungsversuche sind auch bei Therapeuten keine Seltenheit: etwa, wenn ein aktionsgehemmter Patient vom Arzt oder Psychotherapeuten dazu aufgefordert wird, aktiv an der Behandlung mitzuarbeiten, weil sonst alles keinen Sinn mache.

Bei Goethe soll sich der Satz finden: „Wer mich nicht liebt, der darf mich auch nicht beurteilen." Auch eine sachlich richtige Feststellung kann, wenn sie lieblos erfolgt, einen Patienten darin bestärken, dass er keine Zuwendung verdient. Umgekehrt fällt es einem Menschen leichter, sein negatives Selbstbild zu relativieren, wenn er sich angenommen fühlt. Dann kann ihm auch etwas zugemutet werden.

In Psychiatrie und Psychotherapie stoßen wir immer wieder an Grenzen, einen Patienten so anzunehmen, wie er wirklich ist und wie er sich fühlt. Selbst bei gutem Einvernehmen ist es oft nicht möglich, einen Zugang zum präreflexiven Erleben eines Kranken zu finden und ihn von dieser Basis her spüren zu lassen, dass es Wichtigeres in seinem Leben gibt als sein belastendes Selbstbild. So kann z. B. ein Patient in tiefer Depression schwer erreichbar sein. Aber auch diese Aussage kennt Ausnahmen und darf nicht als billige Ausrede dienen, sich Schwerkranken zwischenmenschlich zu entziehen. Gerade schwerer depressive Menschen brauchen engagierte Mitmenschen. Zudem ist das depressive Geschehen keineswegs statisch. Auch schwerer Depressive haben im Tages- und Wochenverlauf immer wieder lichtere Momente, in denen sie besser erreichbar sind. Wenn sie dann einem achtsamen Begleiter oder Therapeuten begegnen, kann eine solche Oasenerfahrung mitten in der depressiven Wüste ebenso dazu beitragen, eine scheinbar hoffnungslos negative Selbstbeurteilung zu schwächen, wie die so wichtige psychotherapeutische Arbeit in gesunden Tagen oder im Krankheitsintervall. Persönlich habe ich die Erfahrung gemacht, dass das therapeutische Ausharren bei Schwerkranken in existentiellen Grenzsituationen einen Zusammenhalt schafft, der wie ein tragender Boden die weitere therapeutische Zusammenarbeit erleichtert.

Es wurde gesagt: „Die Psychiatrie ist eine soziale, oder sie ist nicht." Ich würde hinzufügen: „Die Psychiatrie ist zwischenmenschlich oder sie hat keine Zukunft."

9 Psychotherapeutisches Arbeiten am Selbstbild und Förderung persönlicher Ressourcen

Selbstpsychologische Therapieansätze werden gemeinhin mit der Psychoanalyse und davon beeinflussten humanistischen Behandlungskonzepten – etwa der Jungschen analytischen Psychologie oder der Transaktionsanalyse – in Zusammenhang gebracht. Die Arbeit am Selbstbild schließt aber auch kognitiv-verhaltenstherapeutische und davon beeinflusste Ansätze ein – etwa die Schematherapie oder die achtsamkeitsbasierte kognitive Therapie der Depression. Auch die interpersonelle Therapie hat Elemente der Selbstfürsorge.

Der kognitiv-verhaltenstherapeutische Ansatz ist von Aaron Beck in der Behandlung von depressiven Menschen entwickelt worden (Beck et al. 1999). Er weist als manualisierte Therapieform einen besonders hohen Systematisierungsgrad auf. Das macht ihn auch leichter vermittelbar als andere, komplexere Verfahren. Er wird auch in diesem Kapitel als Einstieg benützt, um an einem konkreten Beispiel eine erste Möglichkeit aufzuzeigen, wie am Selbstbild eines depressiven Menschen therapeutisch gearbeitet werden kann.

9.1 Selbstbild und kognitive Psychotherapie

Die kognitive Psychotherapie spricht zwar selten expressis verbis von Selbstbildern. Aber die von ihr an zentraler Stelle gebrauchten Begriffe wie „automatische Gedanken", „dysfunktionelle Überzeugungen", „kognitive Verzerrungen" und „Vorurteile im Informationsprozess" betreffen Selbst- Zuschreibungen, die ins Selbstbildkonzept passen. So ist für die kognitive Psychotherapie die negative Sicht der eigenen Person („Selbst") ein wichtiges, wenn nicht das wichtigste Element der kognitiven Triade automatischer Gedanken, die im Fokus dieser Therapieform stehen. (Zur Triade gehören ferner die negative Sicht der Umwelt und der Zukunft.) Dieser negativen Selbstbeurteilung liegen Schemata bzw. Grundannahmen zugrunde, die sich im Laufe der Lebensgeschichte bilden. Sie werden also als ungeprüfte Ableitungen früherer Erfahrungen verstanden, die stets latent vorhanden sind, aber unter Stressbedingungen manifest und auf die aktuelle Situation übertragen werden.

Ein häufig zitiertes Beispiel eines solchen Schemas ist etwa: „Wenn ich geliebt werden will, da muss ich brav sein und mich fügen und nicht eigene Bedürfnisse äußern" (Schauenburg und Zimmer 2005, S. 452). Solche Schemata gehen mit einer vorurteilsbelasteten und fehlerhaften Informationsverarbeitung einher (wie z. B. willkürlichen Schlussfolgerungen oder Übergeneralisierungen).

Diese erschweren es, einen adäquaten Umgang mit der Belastungssituation oder der eingetretenen Deprimierung zu finden. In der kognitiven Psychotherapie wird deshalb angestrebt, das negative Selbstbild (mit negativen Selbst-Zuschreibungen, negativen Grundannahmen und behindernden Vorurteilen) schrittweise zu verändern. In einem ersten Schritt wird der Patient gebeten, sich seiner Gefühle und Gedanken zu erinnern, die in Belastungssituationen oder spontan auftreten und sie evtl. in einem Protokoll festzuhalten. Auf diese Weise soll er lernen, welche wiederkehrenden Gedanken und Vorstellungen ihn beherrschen.

So hat sich die Patientin D. (▶ **Kap. 6.4**) immer wieder vorgeworfen, sie sei eine Versagerin. Reagierte sie in Erschöpfungszuständen auf ihre Kinder ungehalten, empfand sie dieses Verhalten als Beweis dafür, dass sie nicht wie andere Mütter in der Lage sei, die Erziehung ihrer Kinder zu meistern. Schätzte sie eine Beinverletzung eines Kindes, die sich später aufgrund der ärztlich angeordneten Röntgenkontrolle als Fraktur erwies, als Prellung ein, warf sie sich vor, als medizinisch geschulte Laborantin beruflich eine Versagerin zu sein.

In einem zweiten Schritt geht es darum, diese sich aufdrängenden Selbstabwertungen auf ihren Realitätsgehalt hin zu prüfen und wenn möglich zu modifizieren.

So wurde mit Frau D. zusammen untersucht, wie häufig sie gegenüber ihren Kindern gehässig reagiert und wie andauernd sie gegenüber ihren Kindern einfühlend und unterstützend ist. Es zeigte sich, dass ungehaltene Reaktionen die Ausnahme darstellten und ihre Übergeneralisierung dieses Verhaltens mit einer selbstkritischen Haltung bzw. mit überhöhten Selbstansprüchen zusammenhingen. In ähnlicher Weise entsprach ihre berufliche Selbstabwertung wegen der Fehleinschätzung eines Beinbruchs, die jedem ausgebildeten Mediziner hätte passieren können (umso mehr, als es sich um eine nicht dislozierte Fraktur handelte), einer generalisierenden Schlussfolgerung von einem einmaligen Ereignis auf die ganze Person.

Frau D. erlaubte sich nicht, Fehler zu machen, weil sie unter dem Eindruck stand, nur mit perfekter Leistung das Leben bestehen zu können. Das wiederholte Durcharbeiten solcher Reaktionsweisen in der Psychotherapie liess Frau D. nach und nach ihre Grundüberzeugung („Schemata") erkennen, die ihr Denken und Handeln leiteten. Ihr hoher Selbstanspruch erschwerte es aber, ihre rational erkannte Grundannahme zu relativieren. Umso wichtiger war es, dass Frau D. lernte, sich im Wissen um ihr anspruchsvolles und kritisches Selbstbild besser vor Erschöpfungen zu schützen, indem sie im Tagesablauf vermehrt Pausen einlegte und ihre Lebensgestaltung besser rhythmisierte.

In einem weiteren Schritt der kognitiven Psychotherapie kann gezielt auf positive Aspekte im Selbstbild geachtet werden, um mit der therapeutischen Aufmerksamkeit diese Ressourcen zu fördern. Zudem hat die kognitive Verhaltenstherapie besondere Techniken entwickelt, um die Grundannahmen („Schemata") eines Menschen zu beeinflussen. Dazu zählen (Übersicht bei Hautzinger 2003):

- konkrete Übungen,
- Rollentausch,
- Was-ist-wenn-Technik,
- Vorteile-Nachteile sammeln,
- kognitives Neubenennen,
- Experimentieren.

Zur kognitiven Verhaltenstherapie gehören auch verhaltenstherapeutische Elemente, z. B. der Aufbau befriedigender Aktivitäten mittels gestufter Aufgaben oder das soziale Kompetenztraining zur Erweiterung sozialer Fertigkeiten und zur Förderung der Beziehungsfähigkeit. Die Verhaltenstherapie der Depression basiert vor allem auf dem sog. „Verstärker-Verlust-Modell" von Lewinsohn (1974), das das depressive Geschehen mit einem Mangel an positiven Verstärkern wie befriedigender Erlebnisse und positiver Zuwendung erklärt.

Stärker am Selbstbild orientiert – und damit näher bei unserer Thematik – ist die verhaltenstherapeutische Erweiterung durch Kanfer und Hagermann (1981). Ihr Modell der Depression basiert auf einer gestörten Selbstregulation.

Die Selbstregulation depressiver Menschen ist nach diesem Konzept durch folgende Einstellungen charakterisiert (Zimmer in Schauenburg und Zimmer 2005, S. 453):

- „In der Selbstwahrnehmung nehmen sie selektiv negative Aspekte wahr, während sie positive ausblenden.

- In der Selbstbewertung setzen sie sich unrealistisch hohe Ziele, überfordern sich damit und können sich infolge dessen relativ selten für erreichte Ziele positiv bewerten.
- Bei der Selbstverstärkung überwiegt das Bestrafungsprinzip für Fehler und Unerreichtes, während Selbstbelohnungen rar sind."

Frau D. (s. o.) kann als ein Beispiel herangezogen werden, das dieser Konzeption gut entspricht.

Die *Schematherapie* von J. E. Young (2008) stellt eine Erweiterung der kognitiven Verhaltenstherapie dar (vgl. Roediger 2010). Sie bezieht bindungstheoretische und psychodynamische Konzepte ein und stellt die Arbeit am Selbstbild ganz ins Zentrum der Psychotherapie. Sie erklärt die Grundüberzeugungen („Schema") eines Menschen als Folge biographischer Erfahrungen in der Kindheit und geht in der Psychotherapie auf die Entwicklung dieser Schemen ein. Dazu dienen auch idealtypisch herausgearbeitete Grundannahmen („Schemen"), die häufig auftreten. Ein solches Schema ist z. B. „Unterwerfung", wenn ein Kind erfahren hat, dass seine eigenen Wünsche und Ideen nicht gefragt sind. Ein anderes Schema ist „Anspruchshaltung/Grandiosität", wenn einem Kind keine Grenzen gesetzt wurden und es überaus verwöhnt wurde.

Die Einfachheit und Pragmatik dieses Ansatzes birgt allerdings auch Gefahren in sich. So kann eine zu schematische Anwendung dieser Therapieform bei schwerer depressiven Menschen bewirken, dass sie die aufgezeigte Grundüberzeugung als weiteren Beweis verstehen, in ihrem Leben versagt zu haben. Interessant sind aber die drei von Young herausgearbeiteten Bewältigungsstile: Kampf, Flucht und Erstarren. Wie im eigenen Depressionsmodell (▸ **Kap. 4**) sieht auch Young einen Zusammenhang zwischen dem depressiven Geschehen und dem Bewältigungsstil des Erstarrens. Allerdings versteht Young unter Erstarren kein biosoziales Grundmuster der Depression, sondern einen bestimmten psychologischen Umgang mit der Grundüberzeugung eines Menschen, nämlich ein Sich-Fügen und Erdulden in Erstarrung (Young et al. 2008).

9.2 Psychodynamisches Arbeiten am Selbstbild

Im Vergleich zu der relativ einheitlichen Schematisierung der Selbstbildproblematik und ihrer Behandlung in der kognitiven Verhaltenstherapie sind die *psychoanalytischen* Konzeptualisierungen dieser Thematik und ihrer Therapie vielschichtiger und vielfach komplexer. Es wird zwar auch von einem relativ einheitlichen *„depressiven Grundkonflikt"* gesprochen. Dieser basiert auf einer Selbstwertproblematik und besteht in einem Konflikt zwischen dem Wunsch nach Zuwendung bzw. Liebe einerseits und einem aggressiven Aufbegehren gegen Abhängigkeit von andern (bzw. ihren Introjekten) andererseits. Aus dem Zusammentreffen von Selbstwertproblemen und dem Konflikt verschiedener Bedürfnisse resultieren nach psychoanalytischer Auffassung innere Spannung, Ambivalenz und Selbstentwertung, teilweise auch die Entwertung anderer Menschen (vgl. Böker und Hell 2002).

Bei genauerem Hinsehen hat dieser depressive Grundkonflikt der psychoanalytischen Konzeptionen aber viele Facetten und keine einheitliche Entwicklungsgeschichte. Zudem liegt die Konflikthaftigkeit zwischen Liebesbedürfnis und Frustrationsaggression seltener offen zutage, sondern ist meist versteckt und dadurch schwerer zugänglich. Das Erarbeiten der psychodynamischen Problematik eines depressiven Menschen erfordert deshalb aus psychoanalytischer Sicht eine vertiefte, auf das einzelne Individuum bezogene Analyse und eine enge Zusammenarbeit zwischen Patient und Therapeut. Dabei spielen subjektive Wahrnehmungen im interindividuellen Austausch eine wichtige Rolle. Demzufolge ist das therapeutische Vorgehen auch schwerer manualisierbar. Psychoanalytische Depressionskonzepte dienen denn auch weniger als Handlungsanleitungen denn als Verständnishilfen und Rahmenbedingungen. Die einzelne Fallgeschichte wird ebenso wichtig wie die therapeutische Konzeption. Fallvignetten dienen nicht nur zur Illustration eines Behandlungskonzeptes, sondern stehen auch für sich selbst. Mitunter gewinnt man den Eindruck, dass eher der Therapeut für den einzelnen Fall die dazu stimmige Theorie sucht, als umgekehrt ein bestimmtes Depressionskonzept die Behandlungsweise vorgibt. Das ist angesichts der vielfältigen Ausprägungen depressiven Leidens und angesichts unterschiedlicher psychodynamischer Problembereiche nicht unsinnig. Ich stimme mit Stavros Mentzos überein, dass zwar der depressive Affekt bzw. die Deprimierung und Aktionshemmung den Kern depressiver Syndrome ausmachen, aber die Wege in die Depression und aus der Depression sehr vielfältig sind.

Mentzos (1996, S. 52) führt verschiedene Möglichkeiten der depressiven Blockade auf und fasst diese konzis zusammen, wenn er schreibt:
„Die Ursache dieser Verlangsamung (besser gesagt: dieser Blockierung) intrapsychischer Prozesse, die zum „deadlock" neigt (und den depressiven Affekt mobilisiert), ist nicht einheitlich. Sie kann entstehen
a. durch schweren realen Verlust oder Kränkung, die beide jeweils schon für sich alleine ein Weiterleben sinnlos erscheinen lassen (oder auch durch andere Konstellationen der Sinnlosigkeit und/oder Sinnentleerung);

b. durch „unlösbar" erscheinende Konflikte, die zu einer gegenseitigen Blockierung entgegengesetzter Tendenzen führen;

c. durch psychophysische Erschöpfung, sei es durch langes Anhalten der Konfliktkonstellation und der Blockierung (s. b.), sei es durch andere Überanstrengung, Überforderung und schließlich auch, ebenfalls häufig, rein biologisch, etwa durch Verminderung der Vitalität in der Involution und im Alter, nach lang anhaltenden körperlichen Erkrankungen, schweren Operationen, mangelhafter Ernährung und ähnlichen Beeinträchtigungen;

d. durch reale Hilf- und Ausweglosigkeit."

Wenn noch berücksichtigt wird, dass auch der Umgang mit der eingetretenen depressiven Blockade von der Persönlichkeit, ihrem Selbstbild und ihrer Lebenssituation abhängt, ergeben sich tatsächlich unterschiedliche Schwerpunktsetzungen in der Depressionstherapie. Die Vielfältigkeit der Depressionsentwicklung und ihrer Behandlung schließt aber nicht aus, dass die unterschiedlichsten Wege eine gemeinsame Endstrecke haben. Dieses Gemeinsame ist die depressive Blockade. Sie lässt die vorher rührigsten Menschen den Gleichmut verlieren.

9.3 Sequentielle Verknüpfung verschiedener Therapieansätze

Die Depression stellt meist eine so große Erschütterung dar, dass die wenigsten Betroffenen dazu Abstand gewinnen können, wie es bei Organerkrankungen oder Frakturen die Regel ist. Eine Depression nistet sich ins Bewusstsein ein und verändert das Selbsterleben. Sie führt bis zu einem gewissen Grad zu einer Selbstentfremdung (Fuchs 2010). Deshalb macht eine Depression so hilflos, meist auch dann, wenn ein Mensch von früheren depressiven Erfahrungen her um ihr Störungsbild und die Behandlungsmöglichkeit wissen müsste.

Jede Art von Psychotherapie hat diese Erschütterung, die in schwereren Fällen wie ein Trauma wirken kann, zu berücksichtigen. Zunächst ist Hilfe im „Hier und Jetzt" angesagt, vor allem dann, wenn ein Patient kaum mehr weiß, wie er über die nächsten Stunden und Tage hinwegkommt. Je mehr ihm die depressive Stimmung und Aktionshemmung den Boden unter den Füßen weggezogen haben, desto mehr braucht er therapeutischen Halt. Es geht primär darum, dass ein depressiver Mensch wieder einen größeren Freiheitsgrad gewinnen kann (wie das beispielhaft im Erfahrungsbericht von Rolf Lyssy im Kapitel 4.5 zum Ausdruck kommt).

Deshalb ist es für depressive Menschen so wichtig, dass Therapeuten ihnen Wege aufzeigen, wie ihr Leiden vermindert werden kann. In ihrer Hilflosigkeit brauchen sie eine spürbare Führung, die ihnen Sicherheit gibt. Zu Recht hat der Psychoanalytiker Arieti davon gesprochen, dass der Therapeut zunächst als ein dominanter Anderer gewünscht wird, bevor er zum signifikanten Anderen werden kann (▶ **Kap. 6.3**).

In diesem Punkt kommen die kognitive Verhaltenstherapie und die interpersonelle Psychotherapie dem Patienten manchmal mehr entgegen als psychodynamische Therapieformen. Auch das „handwerkliche Vorgehen" dieser stärker geregelten Therapieformen kann einem Patienten festeren Boden vermitteln. Demgegenüber stellt das Setting einer klassischen Psychoanalyse und die damit einhergehende analytische Zurückhaltung für akut depressive Patienten meist eine Überforderung dar. Diesem Umstand haben psychoanalytisch orientierte Kurztherapien schon seit Längerem Rechnung getragen. Sie arbeiten stärker fokusorientiert und sehen von der Abstinenzregel ab. Dadurch eignen sie sich gerade auch für depressive Patienten, wie Nachuntersuchungen bestätigt haben (z. B. Leichsenring 2001). Psychoanalytisch orientierte Psychotherapie kann wie andere Therapiemethoden mit Antidepressiva und anderen Medikamenten kombiniert werden, wenn das Leiden des Patienten dies verlangt.

Persönlich wende ich zu Beginn einer Psychotherapie oft verhaltenstherapeutische Elemente an, indem ich darauf achte, was den Patienten im Alltag entlastet (positive Verstärker) und was den Patienten belastet (negative Verstärker), und suche die positiven Einflüsse zu vermehren bzw. die negativen zu mindern. Auch lege ich Gewicht auf eine Rhythmisierung des Tagesablaufs (mit möglichst regelmäßigem Schlaf-Wach-Rhythmus, regelmäßigen Essenszeiten und rhythmischem Wechsel von Aktivitäten und Ruhepausen tagsüber). Nicht zuletzt beachte ich zirkadiane Verschlechterungen (z. B. Morgentief) und Aufhellungen (z. B. nachmittags oder abends), um zu verhindern, dass der Patient sich zur falschen Zeit überfordert und dann, wenn Aktivitäten mit Erfolgserlebnissen möglich wären, unterfordert.

Nach meiner Erfahrung behindert ein solches zu Beginn aktives und am Alltag orientiertes Vorgehen keineswegs den schrittweisen Übergang zu einem psychodynamischen Arbeiten unter Einbezug der Biographie. Im Gegenteil können sich aus dem Kommunikationsverhalten und den Reaktionen auf therapeutische Vorschläge bereits Hinweise auf das Selbstbild eines Menschen und damit zusammenhängende frühere Bindungserfahrungen ergeben. Eine übereinstimmende Auffassung vertritt Schauenburg, wenn er schreibt, dass „psychodynamische Therapeuten hier auch einiges von den strukturierten Ansätzen der interpersonellen und der kognitiven Therapie lernen können" (Schauenburg und Zimmer 2005, S. 446).

9.4 Berücksichtigung unbewusster Aspekte

Während sich die kognitive Therapie auf bewusste Aspekte des Selbstbildes konzentriert, suchen psychoanalytisch orientierte Therapeuten intensiver nach Zusammenhängen, die dem Patienten nicht unbedingt bewusst sind. Da sie davon ausgehen, dass das „Selbst" hauptsächlich durch (z. T. nicht erinnerte) Beziehungserfahrungen in der frühen Kindheit entstanden ist und auch widersprüchliche Aspekte enthalten kann, ist für sie das bewusste und vom Patienten vermittelte Selbstbild nicht identisch mit dem „Selbst", das viel komplexer ist. Konsequenterweise ist das Sprachspiel der Psychoanalytiker ein anderes als dasjenige der kognitiven Psychotherapeuten, das der Alltagssprache näher liegt. Ohne Kenntnis dieser Differenz ist es schwierig, den psychoanalytischen Behandlungsansatz zu verstehen.

So meint z. B. „Selbstobjekt" (in der Sprache der Selbstpsychologie Kohuts) das erste Objekt des „Selbst", das sich aus der Beziehung zu den Eltern bildet. Das „Selbst" wiederum wird seit Heinz Hartmann (1972) in der Psychoanalyse als „Selbstrepräsentanz" verstanden, also als Repräsentationen oder Bilder, die ein Mensch bewusst *und* unbewusst von sich hat. Als „Objektrepräsentanzen" werden daneben mithin die verinnerlichten Eltern oder wichtige Bezugspersonen betrachtet.

Wenn in der Psychoanalyse von „Selbstobjekten" gesprochen wird, dann ist damit eine mentale Struktur gemeint, die viel wichtiger ist, als es eine Selbstbespiegelung – eine äußerliche Vorstellung von sich selbst – je sein kann. Frühe Erfahrungen mit Eltern und Bezugspersonen werden nach Kohutscher Auffassung so verinnerlicht, dass sie als „Selbstobjekte" im positiven Fall Schutz und Sicherheit geben. Im negativen Fall, wenn eine Person als Kind keine „hinreichend gute Mutter" (Winnicott 1990) bzw. keine andere genügend empathische Bezugsperson hatte, fehlt ihm eine Anerkennung und Sicherheit vermittelnde innere Instanz, was wiederum die „Regulation des Selbstwertgefühls" erschwert. Konsequenterweise wird in (neo-)psychoanalytisch orientierten Therapien angestrebt, dem Patienten in der Therapie neue Beziehungserfahrungen zu ermöglichen, die zu guten oder wenigstens weniger destruktiven „Objektrepräsentanzen" beitragen. Dazu ist aber eine längere Behandlung durch einen Therapeuten nötig, der wie „eine hinreichend gute

Mutter" abfedernd auf Wut und Schamgefühle oder Größenvorstellungen reagieren kann.

Diese psychodynamisch orientierte Arbeit am „Selbst" berücksichtigt (wie die Eltern-Kind-Beziehung) nicht nur kognitive Elemente, sondern ebenso die Leiblichkeit des Menschen. Da frühe intersubjektive Erlebnisse gar nicht kognitiv zugänglich sind, sondern ausschließlich einen körperlichen Niederschlag gefunden haben, kann auch von einem inkorporierten Selbstkonzept gesprochen werden (Fuchs 2010). Dieses ist oft besser aus mimischen und gestischen Reaktionen, dem generellen Verhalten, der Gefühlsübertragung oder aus Träumen und den dazu gehörigen Assoziationen erschließbar als aus verbalen Selbstbeschreibungen des Patienten.

Für den Therapieerfolg zentral dürfte sein, dass eine Person in der therapeutischen Beziehung erfahren kann, dass die von ihr als Notlösung aufgerichtete Abwehr nicht mehr im gleichen Maße nötig ist.

In diesem Sinne fasst Mentzos (1996, S. 196) zusammen, dass die therapeutische Wirkung „nicht so sehr von gelungenen Deutungen, sondern vorwiegend von der Ermöglichung neuer Erfahrungen durch die therapeutische Beziehung" erwartet werden kann. Dazu gehöre die Erfahrung einer empathischen Begleitung während der Wiederbelebung schmerzlicher Erinnerungen oder unerfüllbarer Sehnsüchte. Die Aufgabe des Therapeuten sei *„nicht die (ohnehin nicht erreichbare) Erfüllung dieser Sehnsüchte, sondern die empathische, verstehende und oft auch verbalisierende bzw. benennende Begleitung des Patienten bei der Wiederbelebung und Wiedererinnerung der zugehörigen Szenen und Erlebnisse."*

Mentzos fügt hinzu: „Eine wohl verstandene Abstinenz einerseits und eine konstant engagierte Zuwendung andererseits schaffen ein therapeutisches Klima, innerhalb dessen in späteren Phasen der Behandlung auch Deutungen zu der gewünschten Generalisierung des therapeutischen Effekts führen können" (S. 196–197).

Bei einer solchen Auffassung dient das Erkennen von Selbstbildern dem Therapeuten mehr zum adäquaten Umgang mit dem Patienten als zu seiner direkten Konfrontation mit dessen (auch unbewussten) Einstellungen. Insbesondere, wenn ein Patient an einem abwertenden Selbstbild festhält und sich ständig erniedrigt, weil dieses kognitive Muster defensiven Charakter hat oder es ihm zur Enttäuschungsprophylaxe dient, ist eine direkte Arbeit am Selbstbild nur höchst begrenzt möglich. Dann ist eine längere tiefenpsychologische Therapie schon deshalb angezeigt, weil Not-wendende Veränderungen eine tiefere Vertrauensbeziehung benötigen und weil diese Problemlage zur Rezidivierung und Chronifizierung der Depression beiträgt. Zudem bringt ein zu schnelles und oberflächliches Vorgehen nur neue Frustrationen mit sich, die die Abwehr des Patienten verstärken.

Umgekehrt benötigt nicht jede Depression ein solches tiefenpsychologisches Vorgehen. Depressionen können z. B. auch als Komplikation einer Trauerreaktion oder bei großer Erschöpfung auftreten, ohne dass ein negatives Selbstbild dominiert. Zwar können negative Selbstaspekte – das meint frühere negative inkorporierte Beziehungserfahrungen – auch bei diesen Depressionen aktiviert werden. Doch treten sie bei Aufhellung der Depression wieder in den Hintergrund, weil die positiven Selbstaspekte bzw. früher vorherrschende gute Beziehungserfahrungen bei diesen Personen in ausgeglichener Stimmungslage das Übergewicht haben oder die vorgenannt negativen ausbalancieren. In solchen Fällen ist die Selbstwertproblematik in der Depression, wenn sie überhaupt eine Rolle spielt, leicht erfassbar und auch direkter angehbar.

Als Beispiel einer solchen Konstellation kann Frau L. (▶ **Kap. 1.**5) herangezogen werden, die in ihrer hilflosen Desorientierung durch den Tod ihres Mannes Klärung und Stützung brauchte, aber keine tiefenpsychologische Hilfe. Es genügte eine verständnisvolle Einordnung des destabilisierenden Geschehens in ihre Biographie, vor allem Mitgefühl für ihre Situation und eine vorübergehende Entlastung, bis sie ihre Ressourcen wieder selbst aktivieren konnte.

9.5 Der Einfluss von Persönlichkeit und Strukturniveau

In der Regel kann aufgrund der bisherigen Lebensbewältigung, der Umstände, die zur Depression geführt haben, der Depressionsentwicklung und der Beziehung zum Therapeuten abgeschätzt werden, ob ein Patient mit einer therapeutischen Hilfe im Hier und Jetzt auskommt oder ob ihm zu einer längeren Psychotherapie zu raten ist (in der auch seine Biographie vertieft zur Sprache kommt). Im Zweifelsfall ist die relativ aufwendige „operationalisierte psychodynamische Diagnostik" (OPD 2011) eine Hilfe für diese Entscheidungsfindung. Dieses psychodynamische Diagnoseinstrument erlaubt es mit Hilfe eines Manuals, folgende Dimensionen zu erfassen:

- Krankheitsverarbeitung und Behandlungsvoraussetzungen,
- Beziehungsmuster,
- Psychischer Konflikt,
- Struktur der Persönlichkeit.

Die Struktur der Persönlichkeit umfasst die Fähigkeit zur Selbstwahrnehmung, die Fähigkeit zur Selbststeuerung, die Abwehrfunktion, die Fähigkeit zur Objektwahrnehmung, die Fähigkeit zur Kommunikation und die Fähigkeit zu Bindung (kurze Zusammenfassung bei Küchenhoff 2006). Je nach Ausprägungsgrad dieser Merkmale werden im OPD-System vier Integrationsniveaus unterschieden: gut integriert – mäßig integriert – gering integriert – desintegriert (► **Abb. 17**). Eine gute bis mäßige Integration entspricht einer relativ gereiften Persönlichkeit. Wenn intrapsychische Konflikte vorliegen, können diese meist auf direkterem Weg angegangen werden. Anders verhält es sich bei gering integrierten Strukturniveaus. Hier äußert sich die intrapsychische Problematik eines Menschen vor allem im zwischenmenschlichen Bereich. Umso wichtiger ist ein umsichtiges Vorgehen „mit langem Atem", um der betroffenen Person die Erfahrung einer gelingenden Beziehung in der Therapie zu ermöglichen (Rudolf 2009).

1. Psychotische Depression	(im psychotischen Zustand) desintegriertes Strukturniveau
2. Borderline-Depression	gering integriertes Strukturniveau
3. „Neurotische" Depression, z. B. Schulddepression	mäßig integriertes Strukturniveau
4. Anpassungsstörung, depressive Reaktion	gut integriertes Strukturniveau (mit evtl. belastungsbedingter Regression)

Abb. 17: Einteilung depressiver Störungen nach strukturellen Gesichtspunkten auf der Basis von OPD-Kriterien

Viele Kliniker haben den Eindruck, dass Depressionen vor dem Hintergrund einer schweren Persönlichkeitsproblematik bzw. auf niedrigem Strukturniveau an Zahl zunehmen. Das dürfte auch mit ein Grund sein, dass sich psychoanalytisch orientierte Therapeuten vermehrt intersubjektiv orientierten Ansätzen zuwenden („relational turn") und dabei Methoden wie die Selbstpsychologie Kohuts oder die Objektbeziehungstheorie von Melanie Klein, Winnicott, Kernberg u. a. anwenden. Personen, die in ihrer Kindheit unsicher gebunden, emotional missbraucht oder verlassen waren, haben zwar aufgrund dieser Umstände meist nur ein niedrigeres Strukturniveau entwickeln können. Doch wäre es ein Missverständnis, diese „Unreife" in irgendeiner Weise abzuwerten. Vielmehr sind diese Menschen in oft tragischer Weise lebenserprobt. Nur mussten sie, um ihr Schicksal zu bewältigen, Haltungen entwickeln und zu Taktiken greifen, die für sie als Erwachsene nachteilige Folgen haben.

Damit sich diese negativen Auswirkungen in der Psychotherapie nicht wiederholen, sind nicht so sehr bestimmte Techniken nötig als vielmehr eine therapeutische Haltung, die man als „Tragung" (ein Begriff von Binswanger) bezeichnen kann (Benedetti 1980). In der Psychotherapie solcher Menschen geht es neben der Berücksichtigung von Übertragungsphänomenen in erster Linie um ein Mittragen, eben ein „Tragen". Die Hauptaufgabe des Therapeuten ist oft, die Haltung des Anteil nehmenden Beobachters nicht zu verlieren, wenn er mit aggressiven oder beschämenden Projektionen, mit Agieren, mit zeitweiligen Rückzügen oder mit einem ständigen Auf und Ab konfrontiert ist. Denn Psychotherapien „schwieriger Menschen" verlaufen ja nicht linear. Günstigenfalls gleichen sie spiralförmigen Entwicklungen, bei denen zwar immer wieder (überwunden geglaubte) Schwierigkeiten auftreten, aber genaueres Hinsehen erkennen lässt, dass sich der Patient nicht im Kreis dreht (wie er selbst befürchtet), sondern Altes auf neue Weise durchmacht.

Stufenmodellen, die davon ausgehen, dass eine Therapie schulbuchmäßig bestimmte Stadien zu durchlaufen hat, begegne ich aufgrund meiner Erfahrung mit Skepsis. Das Leben, auch meines, ist viel zu bunt, als dass alles immer nach vorne ginge. Aber wie man in der Therapie eines Patienten, der sich anhaltend selbst erniedrigt, auf „Granit" beißen kann beim Versuch, diese Selbstbestrafung zu durchbrechen, so kann es auch unverhofft geschehen, dass der Patient andere Seiten zeigt.

Psychotherapie ist kein mechanistisches Geschehen. Es ist auch nicht bloß ein Geben und Nehmen. Weil das Entscheidende *zwischen* den Menschen geschieht, hat Psychotherapie einen personalen Charakter. Das heißt aber auch, dass sich ein Kosten-Nutzen-Kalkül in der therapeutischen Beziehung nicht auszahlt. Jeder berechnende Ansatz führt dazu, dass sich Menschen, die sich früh als Objekte behandelt gefühlt haben, auch gegen diese Art von Therapie wehren müssen. Aber auch gegenüber personorientierten Therapeuten wird die Behandlung oft so lange hinterfragt, bis sich in allem widerständigen Prüfen eine Möglichkeit zeigt, dem Therapeuten vorsichtig Vertrauen zu schenken. Dabei gehören die anfänglichen distanzierenden Widerstände ebenso zur Geschichte der therapeutischen Beziehung wie das „Geschenk der größeren Offenheit" oder das Ablegen der schützenden Maske des „falschen Selbst".

Psychodynamische Konzepte sind umso hilfreicher, wie sie dem Therapeuten ermöglichen, dem Patienten möglichst offen und glaubhaft zu begegnen, seine Problematik besser zu verstehen und seiner Abwehr standzuhalten. Sie sind also primär eine *Hilfe für den Therapeuten*. Wenn sie dem Therapeuten aber ermöglichen, den Patienten besser zu „mögen" (Saviotti 1979) und wenn sie verhindern, das therapeutische Interesse an dem zunächst negativistischen, schweigenden oder anklagenden Patienten zu verlieren, können sie auch dem Patienten helfen. Ist dies der Fall, kann ein Patient den Interpretationsrahmen des Therapeuten besser für sich selber übernehmen und seine Problematik in neuem Licht sehen.

9.6 Konzeptionelle Hilfen in belastenden Therapiesituationen

Zu den psychodynamischen Konzepten, die mir geholfen haben, trotz Gefühlen der Machtlosigkeit, der Leere und des Ärgers ein Grundverständnis und eine Grundsympathie zum depressiven Menschen aufrechtzuerhalten, gehören folgende:

1. Das frühe psychoanalytische *Konzept der unausweichlichen Konflikthaftigkeit* des Menschen, zu dem auch aggressive Kräfte gehören (Freud 1917, Abraham 1911). In der Therapie depressiver Menschen sind Aggressionen (auch Selbstaggressionen und Aggressionshemmungen) weder zu unterschätzen noch zu beschönigen. Wenn ich mich als Therapeut diesen Aggressionen nicht stelle, sondern mich nachgiebig verhalte, belaste ich damit letztlich auch den depressiven Patienten und verstärke allenfalls seine Schuldproblematik. Andererseits erschwere ich mit wütender Gegenwehr die Auseinandersetzung des Patienten mit seinen Aggressionen, weil er sich durch eine solche Gegenreaktion nicht verstanden fühlen kann und auch kein hilfreiches Modell vermittelt bekommt, wie er selbst mit Aggressionen umgehen könnte. Am günstigsten ist wohl ein sachlich „entwaffnender" Umgang mit der offen oder versteckt geäußerten Aggressivität des depressiven Patienten, um zur Neutralisierung der Aggressionsproblematik beizutragen.

Neutralisierend kann z. B. die einfache Feststellung wirken: „Das klingt jetzt aber ungehalten" (wenn möglich ganz ohne Moralin, vielleicht sogar mit Humor gesagt). Wenn ich als Therapeut aber durch Aggressionen des Patienten tief verletzt bin, ist eine Thematisierung ohne Selbstbehauptungstendenz (im Sinne von „I am okay, you are not okay") schwierig. Dann ist es meist besser, mit einer Antwort zuzuwarten, bis ich mich dem Patienten wieder offener stellen kann.

Keineswegs darf aber Aggressivität in der Depressionstherapie zum Tabu werden. Zu warnen ist auch vor einer vorzeitigen Aggressionsanalyse, die meist Abwehrcharakter hat und den Patienten in noch größere Aggressivität treibt.

So betonen die meisten Autoren Behutsamkeit in der Analyse von Aggressionen.

Grabenstedt (in Will et al. 2008, S. 165) schreibt: „Die behandlungstechnische Gratwanderung des Therapeuten besteht darin, dass er jemanden, der sich nicht für aggressiv hält, dies dennoch nahe bringen ‚muss‘, ohne Schuldgefühle und damit auch Selbstbestrafungsmechanismen zu erhöhen. Saviotti (1979) setzt beim Paradoxon an, beim Zuviel und gleichzeitig Zuwenig der geäußerten Aggressivität. Sie zeigt dem Patienten auf, wie wenig er eigentlich in der Lage ist, aggressiv zu sein.“

2. Die ebenfalls frühe psychoanalytische Auffassung der depressogenen *Verurteilung einer Person durch ihr Über-Ich.*

Sigmund Freud betonte 1933, wie wichtig ihm die Rolle des Über-Ichs für das depressive Geschehen ist: „Kaum, dass wir uns mit der Idee eines solchen Über-Ich befreundet haben …, drängt sich uns ein Krankheitsbild auf, das die Strenge, ja die Grausamkeit dieser Instanz und die Wandlungen in ihrer Beziehung zum Ich auffällig verdeutlicht“ (Freud 1991, S. 63).

Ein äußerst strenges Über-Ich ist vor allem für Schulddepressionen typisch. Allerdings dürften die Schuldvorwürfe (bzw. die Mobilisierung des Über-Ichs) oft auch Schutzcharakter haben, um eine Enttäuschung des Ich-Ideals und das Auftreten übermächtiger Schamgefühle abzuwehren. Das kann erklären, weshalb es so selten möglich ist, ein strenges und rigides Über-Ich in der Therapie direkt zu schwächen.

3. Die etwas spätere psychoanalytische Auffassung eines *Konflikts zwischen einem überhöhten Ich-Ideal und einem entwerteten Selbstbild* (Fenichel 1935, Jacobson 1971). Die Erwartungen an sich selbst und an andere sind oft derart hoch, dass sie nicht erfüllt werden können. Dadurch empfinden sich depressive Menschen aber als Versager und empfinden Scham. Dieses Gefühl wird durch ihre Selbsterniedrigung bzw. den Verlust der narzisstischen Integrität (Sandler und Joffe 1969) noch verstärkt. Umso weniger vertragen sie Kränkungen durch andere. In der Therapie mancher depressiver Menschen ist diese Kränkbarkeit besonders zu berücksichtigen, gerade auch bei Menschen, die sich selbst ständig entwerten. Denn dahinter steckt meist ein enormer Wunsch, idealen Ansprüchen zu genügen. Zudem macht es einen großen Unterschied, ob sich ein Mensch selbst abwertet oder ob er durch andere kritisiert wird.

Selbstkritik kann sogar ein (allerdings meist misslingender) Versuch sein, Entwertungen durch Dritte abzuwehren. Umso wichtiger ist es, die Selbstabwertung eines Patienten nicht voreilig zu kritisieren oder zu hinterfragen (weil die Kritik der Selbstkritik ebenfalls als entwertend empfunden werden kann).

4. Das neopsychoanalytische *Konzept eines falschen und wahren „Selbst"*. Winnicott (1990) sah das depressive Geschehen in Zusammenhang mit einem „falschen Selbst". Darunter verstand er eine schützende Maske – ähnlich der „Persona" von C.G. Jung –, die ein Mensch entwickelt, wenn er eine nicht hinreichend empathische Erziehung erhält, bzw. von „einer nicht hinreichend guten Mutter" nicht adäquat gespiegelt wird.

Winnicott (1976, S. 184 [Original 1958]) schreibt, dass „es für das Individuum normal und gesund ist, in der Lage zu sein, das Selbst gegen spezifisches Umweltversagen durch ein *Einfrieren* der verfehlten Situation zu verteidigen." Das Ziel der Therapie im Sinne Winnicotts ist ein „Auftauen" der falschen Selbstanteile durch empathische Wärme des Therapeuten. In solchen bildhaften und leiblichen Ausdrücken nimmt Winnicott vorweg, dass man sich das „Selbst", insbesondere das „wahre Selbst", nicht bloß als mentalisierte Struktur vorzustellen hat, sondern als intersubjektive Beziehungserfahrung, die sich verleiblicht hat. So ist auch sein Satz zu verstehen: „Das wahre Selbst kommt von der Lebendigkeit des Zellgewebes und der Tätigkeit der Körperfunktionen, einschließlich Herz und Atemtätigkeit" (Winnicott 1974, S. 193 [Original 1965]).

Obwohl bisher immer vom Selbstbild und seiner therapeutischen Relativierung und Positivierung die Rede war, so dürfte doch deutlich geworden sein, dass es sich beim „Selbst" nicht um ein Konzept handelt, das rein kognitive Grundlagen hat. Selbst den bewussten Vorstellungen bestimmter Eigenschaften von sich selbst liegen – soweit sie nicht im Sinne der Persona (C.G. Jung) oder des „falschen Selbst" (Winnicott) aufgesetzt sind – intersubjektive und leibliche Erfahrungen zugrunde. Selbstkonzepte verändern sich deshalb hauptsächlich durch neue zwischenmenschliche Erfahrungen. Weil aber bewusste Kognitionen das Verhalten mit steuern und auf die Gestaltung der Mitwelt einwirken, sind sie in der therapeutischen Arbeit nicht zu vernachlässigen (vgl. Brühlmann 2011).

9.7 Die Wiederentdeckung von Achtsamkeit und Meditation

Das Eingebettetsein eines Menschen in sein leibliches Leben macht sich eine neue Therapieform zunutze. Die *Achtsamkeitsbasierte Kognitive Therapie der Depression* ist zwar erst in den letzten Jahren entstanden, stützt sich aber auf uralte spirituelle Praktiken des Buddhismus (und weniger explizit des christlichen Mönchtums, vgl. Hell 2010b). Es geht in diesem Therapieansatz darum, einen Menschen zunächst in seinem leiblichen Erleben über Meditationsübungen (wie Bodyscan und Atemmeditation) zu verwurzeln, um dann von dieser leibbasierten Bewusstseinsverankerung aus Gedanken und Vorstellungen als Erscheinungen wahrzunehmen, die kommen und gehen und demzufolge nicht mit der wahrnehmenden Person identisch sind. In der auch „Mindfulness Based Cognitive Therapy for Depression" (MBCT) genannten Behandlung werden Patienten angeleitet, ihre Gedanken zu beobachten, wie sie Ereignisse oder einen Film wahrnehmen (Segal et al. 2002). Dieses „Training" ist nur möglich, wenn Patienten nicht sehr depressiv sind. Deshalb eignet sich dieses Verfahren vor allem zur Depressionsprophylaxe im Intervall rezidivierender Depressionen.

In mehreren kontrollierten Studien (Teasdale et al. 2000, 2002, Ma und Teasdale 2004) konnte gezeigt werden, dass mit dieser Methode die Rezidivrate von Depressionen praktisch halbiert werden konnte – und zwar vor allem bei depressiven Patienten, die bisher drei und mehr depressive Episoden durchgemacht haben (also bei Patienten, die von rein kognitiven Therapieverfahren weniger profitieren).

Der Behandlungserfolg wird darauf zurückgeführt, dass so behandelte depressive Menschen bei erneut auftretenden Belastungssituationen oder beginnender Deprimierung auf spontan auftretende negative Gedanken distanzierter bzw. dezentrierter reagieren können. Sie identifizieren sich weniger mit bedrückenden Vorstellungen und reagieren deshalb weniger niedergeschlagen.

Das therapeutische Ziel der MBCT besteht denn auch für diese Menschen darin, die bei einer Stimmungsverschlechterung auftretenden negativen Gedanken nicht zu persönlich zu nehmen, sondern als situationsbedingte, allenfalls flüchtige Phänomene wahrzunehmen, die nicht zu ihrem Personkern gehören.

Die Autoren der MBCT nehmen an, dass Achtsamkeit – also die Fähigkeit, die Aufmerksamkeit auf den gegenwärtigen Moment zu richten und das Wahrgenommene nicht zu werten – depressivem Erleben entgegenwirkt und von Menschen mit hoher Rückfallgefährdung eingeübt werden kann.

Rezidivierend depressive Personen sind häufig Menschen, die in ihrer Kindheit keine sichere Bindung an Eltern erfahren oder traumatische Verlustsituationen erlebt haben. Dadurch ist ihnen ein Umgang mit Verlustsituationen, aber auch mit der konsekutiven Empfindung innerer Leere und Lustlosigkeit erschwert. Sie sind trennungssensibel, gerade weil sie früher nicht erfahren durften, dass sich die vorübergehende Abwesenheit eines anderen Menschen ohne tiefe Verunsicherung überstehen lässt. Konsequenterweise laufen sie Gefahr, bei Belastungen schneller und schwerer alarmiert zu sein. Dadurch erhöht sich ihr Depressionsrisiko.

Präventives Vorgehen, wie es die MBCT anbietet, scheint besonders wichtig bei Menschen, die durch frühere depressive Episoden traumatisiert worden sind. Hier besteht nämlich die zusätzliche Gefahr, dass die aus früheren Episoden erinnerten negativen Gedanken und Empfindungen wieder reaktiviert werden. Dadurch erhöht sich aber das Risiko, dass bereits kurze, alltägliche Stimmungstiefs eine so starke Selbstinfragestellung auslösen, dass es nicht bei einem normalen Deprimiertsein über eine Enttäuschung bleibt, sondern sich – über Grübeln und Hadern (Nolen-Hoeksema 1993) – eine Stimmungsverschlechterung und schließlich eine depressive Episode hochschaukelt. Die bisherigen Erfahrungen mit dem achtsamkeitsbasierten Therapieansatz (auch an der eigenen Klinik) lassen den Schluss zu, dass depressionsgefährdete Menschen viel gewinnen, wenn sie in guten Zeiten mit ihren eigenen Gefühlen und Vorstellungen achtsam umzugehen lernen. Achtsamkeit meint in diesem Falle eine Art Selbstsorge, aber weder Selbstsucht noch Selbstmitleid, sondern vielmehr die Fähigkeit, sich nicht abzulehnen, auch wenn es einem schlecht geht.

Der kritische Punkt dieser Methode dürfte die mangelnde Berücksichtigung der Intersubjektivität und des sozialen Hintergrunds sein. Im Gegensatz zu den gesellschaftlich ritualisierten spirituellen Praktiken im Buddhismus und Christentum bietet die MBCT keine soziale Vernetzung, und im Gegensatz zu psychodynamischen Psychotherapien oft auch keine tragende Beziehung an.

9.8 Psychotherapie chronischer Depressionen

Das *Cognitive Behavioral Analysis System of Psychotherapy (CBASP)* wurde von McCullough (2000) spezifisch zur Behandlung chronisch depressiver Menschen entwickelt. McCullough geht davon aus, dass bei diesen Patienten eine emotionale Entwicklungsstörung vorliegt. Entweder hätten sie nie emotional adäquat reifen können oder sie seien später infolge von Belastungen auf frühere Entwicklungsstadien regrediert. CBASP basiert auf einem Amalgan von kognitiver, verhaltenstherapeutischer, interpersoneller und psychoanalytischer Strategie. Es soll chronisch depressive Menschen zu verändertem Verhalten motivieren und ihnen helfen, adäquatere Problemlösungs- und Beziehungsfähigkeiten zu entwickeln. Obwohl die zugrundeliegende Theorie recht komplex ist, erscheint die Praxis pragmatisch einfach und auf einen linearen Algorithmus ausgerichtet. Das hilft zwar, die Methode zu manualisieren und den Behandlungserfolg dieser Therapieform leichter überprüfbar zu machen, dürfte aber die Beziehungsgestaltung eher einengen.

Allerdings gibt McCullough (2000) in seinem Manual viele Hinweise, wie mit Beziehungsschwierigkeiten und Aggressivität in der Therapie umgegangen werden kann, sodass die Bedeutung der Beziehungsgestaltung von ihm nicht infrage gestellt wird.

Mangels persönlicher Erfahrung mit dieser Methode, die heute auch in Europa viel Aufmerksamkeit findet, verweise ich nur auf ihre in ersten Studien nachgewiesene Wirksamkeit bei chronisch depressiven Menschen (DGPPN 2009). Z. B. zeigte sich in einer Untersuchung, die alleinige CBASP mit alleiniger Antidepressiva-Therapie und einer Kombination dieser Therapien verglich, dass die Kombinationsbehandlung bessere Ergebnisse zeigte als die Vergleichsgruppen. Bei Gegenüberstellung der Monotherapien bewirkte CBASP größere Veränderungen in den späteren Therapiestadien, während Antidepressiva schneller, aber weniger nachhaltig wirkten (Keller et al. 2000).

Schließlich sei auf einen neuen Behandlungsansatz hingewiesen, der bei depressiven Patienten zunehmend Anwendung findet, obwohl er diesbezüglich empirisch kaum untersucht ist. Es handelt sich wiederum um eine Integration verschiedener Behandlungsansätze wie kognitive Verhaltenstherapie, achtsamkeitsbasierte kognitive Therapie und Logotherapie (von Frankl 2005 [Original 1946]). Die *Akzeptanz- und Commitment-Therapie* von Hayes (1999) unterscheidet sich von den vorgehend besprochenen Therapien darin, dass sie auch Wertfragen hoch gewichtet. So wird in diesem Therapieansatz versucht herauszufinden, was für einen Patienten wirklich zählt, um Ziele zu finden, die im Einklang mit den Werten des Patienten stehen. Im Gegensatz zur kognitiven Psychotherapie wird nicht versucht, den Inhalt der Gedanken zu verändern, sondern auch negativen Gedanken gelassener gegenüberzustehen (wie dies auch in anderen Achtsamkeitsverfahren angestrebt wird). Das unmittelbare Ziel der Behandlung liegt weniger darin, unangenehme Gefühle, Empfindungen und Gedanken zu reduzieren, sondern sie zu akzeptieren, weil nicht das, was wir erleben, unser Schicksal ausmache, sondern wie wir uns dazu stellen. Es ist Hayes Überzeugung, dass schlimmes Leid durch Vermeidungsstrategien und Kampfmaßnahmen meist noch vermehrt wird. Deshalb gelte es, eine andere Einstellung dazu zu finden (Hayes et al. 1999).

10 Stolpersteine und Fallgruben in der Depressionstherapie

Auch wenn bekannt ist, welche therapeutische Grundhaltung die Depressionsbehandlung begünstigt (▶ **Kap. 6** und **9**), kann die Realisierung einer guten therapeutischen Beziehung durch depressionsbedingte Interaktionsweisen dennoch erschwert werden. Viele Schwierigkeiten in der Depressionstherapie hängen weniger mit psychodynamischen oder biologischen als mit soziodynamischen bzw. sozial-kommunikativen Veränderungen der Depression zusammen.

Biologische und psychologische Erkenntnisse werden in der Psychiatrie und Psychotherapie oft so stark in den Vordergrund gestellt, dass interaktionelle und systemische Phänomene übersehen werden können. Eine Depression schränkt jedoch nicht nur das Wohlbefinden und den Antrieb ein und geht nicht nur mit Selbstinfragestellung und körperlichen Symptomen einher, sondern führt meist auch zu einer Hemmung des verbalen und vor allem averbalen Ausdrucks. Kaum etwas kann jedoch die Kommunikation so sehr irritieren, wie verlangsamte oder fehlende Reaktionen des Gesprächspartners.

Aus der Kommunikationsforschung ist bestens bekannt, dass ein Großteil des zwischenmenschlichen Rapports über Mimik, Gestik und Augenkontakt geschieht. Beantwortet nun ein depressiver Patient ein Lächeln oder eine andere Ausdrucksbewegung verzögert oder gar nicht, so wird dadurch der interpersonale Kontakt erschwert. Es fehlt dann an gegenseitiger mimischer Abstimmung, die eine wichtige Grundlage des affektiven Kontaktes ist.

Die interaktionelle Störung, die eine Depression hervorruft, kann so schwer sein, dass – nach videogestützten Untersuchungen – der Gesprächspartner des depressiven Menschen seine Mimik ebenfalls einfriert (Frey et al. 1980, Fisch et al. 1983). In Unkenntnis dieser interaktionellen Gesetzmäßigkeit kann es leicht geschehen, dass Gesprächspartner von depressiven Menschen nicht nur irritiert, sondern auch dysphorisch-gereizt reagieren. Damit erhöht sich aber die Gefahr, dass sie den depressiven Menschen für ihre Missstimmung verantwortlich machen und sich vermehrt defensiv abgrenzen. Statt interessiert Anteil zu nehmen und empathisch auf die depressive Person einzugehen, sind sie versucht, sich auf sich selbst zu konzentrieren.

Durch diese Tendenz zur Selbstbehauptung können sie aber nicht mehr im gleichen Maße umsetzen, was sich in der Therapieforschung als günstige Therapeutenvariablen herauskristallisiert hat, nämlich eine warme, wertschätzende und angstfreie Beziehung aufzubauen (Orlinsky et al. 1994). Hinzu kommt, dass depressive Menschen oft auch in ihren verbalen Äußerungen gehemmt sind und dass sich ihre bedrückte Stimmung und ihre Hoffnungslosigkeit wie ein depressiver Sog auf die Gesprächspartner auswirken (Übersicht bei Hell 1998).

Depressive Interaktionsweisen

Aus diesen Gründen ist die Kenntnis der depressiven Interaktionsweise auch für die Einzeltherapie von grundlegender Bedeutung. Es lohnt sich, das in ▸ Kap. 4 dargestellte Depressionsmodell (▸ Abb. 6), das sich auf die intrapsychische Dynamik beschränkt, durch eine interpersonelle Dynamik zu erweitern (▸ Abb. 18). Die biologisch verankerte Aktionshemmung wirkt sich nämlich – über Mimik und Gestik – auch auf Bezugspersonen aus und kann über deren eben beschriebene Reaktionen die Selbstinfragestellung und das negative Coping depressiver Menschen noch verstärken. Daraus kann wiederum folgen, dass die depressive Person ihre aufgetretene Depressivität noch stärker abzuwehren sucht, sodass der Teufelskreis der Depressionsentwicklung zusätzliche Nahrung bekommt.

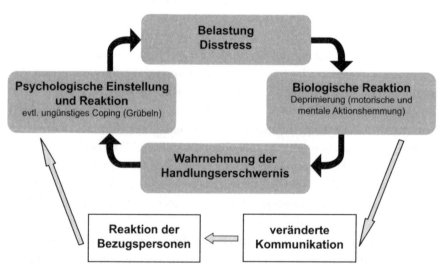

Abb. 18: Depressionsmodell unter Berücksichtigung der interpersonellen Dynamik

Es ist das Verdienst moderner Verhaltensuntersuchungen, diesen seit langem bekannten Beziehungsaspekt der Depression mit fortgeschrittener Methodik bestätigt und differenziert zu haben (► **Abb. 19**).

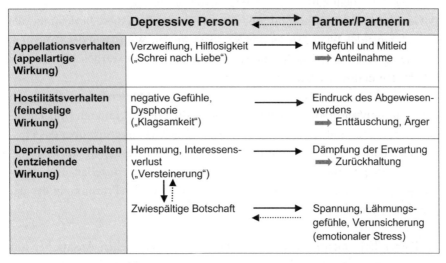

Abb. 19: Depressives Verhalten als Botschaft (Wechselwirkung zwischen depressiver Person und Partner bzw. Partnerin)

Depressives Verhalten wirkt zunächst als Appell: Verzweiflung und Hilflosigkeit wecken Mitgefühl und Anteilnahme. Der Psychoanalytiker Sandor Rado (1951) hat Depressionen daher auch als „Schrei nach Liebe" interpretiert. Neben Anteilnahme rufen depressive Klagen aber auch feindselige Gefühle (Hostilität) wach. Die Klagen der depressiven Menschen werden häufig als Anklagen (miss-) verstanden, vor allem wenn sie in depressiv-gereizter Weise und in bitterem Ton vorgebracht werden. Auch das vergebliche Bemühen um Aufhellung der trostlosen Gemütsverfassung kann bei Gesprächspartnern Ärger auslösen. Zudem haben depressive Verhaltensweisen auch einen Deprivationseffekt. Weil der Depressive in seiner Gehemmtheit kein Interesse zu zeigen vermag und im Gespräch oft starr und reaktionsarm bleibt, ist die Kommunikation mit ihm nicht nur schwerfällig und monoton, sondern lässt auch einen Sinn vermissen. Zudem erweckt die depressive Haltung meist den Eindruck, dass der Betroffene mit sich selbst beschäftigt ist und allein gelassen sein will. Dadurch fühlen sich viele Bezugspersonen von Depressiven zurückgestoßen, ohne dass dies beabsichtigt wäre.

Die aufgeführten drei Komponenten – Appellverhalten, Hostilitätsverhalten, Deprivationsverhalten – sind in sich widersprüchlich. Daher wirken sie auch als zwiespältige Botschaften, die beim Gegenüber nebeneinander Mitleid, Ärger und Zurückhaltung auslösen. Da diese Gefühle sich gegenseitig blockieren – weil aufkeimende Wut etwa wegen des gleichzeitig vorherrschenden Mitleids unterdrückt wird –, wächst die innere Spannung beim Gesprächspartner oftmals wie bei einem aufkommenden Gewitter an.

Gerade sensible und einfühlsame Therapeuten spüren diese Beziehungsfalle in oft lähmender Weise. Sie empfinden, dass sie den Wünschen der Patienten, wie sie auch immer handeln, im Moment nicht gerecht werden können und fühlen sich dadurch schachmatt gesetzt.

Die größte Gefahr in der Behandlung depressiver Menschen liegt denn auch darin, dass auf die widersprüchlichen Botschaften des Erkrankten vom Therapeuten ebenfalls ambivalent reagiert wird und sich Verärgerung über das Hostilitätsverhalten, Enttäuschung über das Deprivationsverhalten und Überfürsorglichkeit gegenüber der Appellationskomponente einstellen und dabei übersehen wird, dass alle diese Verhaltensaspekte in der Erkrankung des depressiven Menschen wurzeln.

Im Folgenden möchte ich nun von diesem interaktionellen Ansatz her auf konkrete Stolpersteine in der Behandlung depressiver Menschen aufmerksam machen, wie ich sie in der Supervision von jüngeren Ärzten in der Ausbildung, aber auch in meiner eigenen Praxistätigkeit immer wieder erlebe. Ich beziehe mich dabei auf eher schwere Depressionsformen, weil bei leichteren depressiven Verstimmungen diese Interaktionsschwierigkeiten eine geringere Rolle spielen.

Zu didaktischen Zwecken lassen sich die zu beschreibenden Interaktionsprobleme in drei Bereiche gliedern: in eine entmündigende Schonhaltung, in ärgerliche Ungeduld und in unrealistisches Vertrösten.

Entmündigende Schonhaltung

Aus Mitleid und aus dem Gefühl heraus, selbst infrage gestellt zu werden, kann dem depressiven Menschen in einer übertrieben schonenden Weise begegnet werden, die ein echtes Eingehen auf sein Leiden erschwert und dem Betroffenen das Gefühl geben kann, nicht ernst genommen zu werden. Besonders gerne schleicht sich in Aussagen gegenüber depressiven Personen die Verkleinerungsform ein. Beispiele sind: „Es handelt sich ‚nur‘ um eine Frage der Einstellung." „Sie leiden im Moment schon ‚etwas‘, aber Sie sind ‚einfach‘ erschöpft." Durch Worte wie „nur", „etwas" oder „einfach" fühlt sich der depressive Patient jedoch in seiner Verzweiflung nicht voll angenommen oder sogar wie ein Kind behandelt.

Solch gut gemeintes Schonen bewirkt oft das Gegenteil von dem, was sich der Therapeut erwünscht und führt dazu, dass depressive Menschen ihre Klagen verstärken oder sich in ihrer Angst, ein unheimliches Leiden zu haben, bestätigt fühlen. Aus der generellen Empfehlung zur Schonung kann der depressive Patient auch die sachlich unberechtigte Erwartung heraushören, dass sein Leiden durch bloße Passivität verringert werde. Aus eigener Erfahrung weiß er aber oft genau, dass er durch Nichtstun (z. B. im Bett liegen bleiben) von seinen depressiven Nöten nicht befreit wird. Auch wenn depressive Menschen vor Überforderungen im Alltagsleben zu schützen sind, ist immer auch zu prüfen, was sie zu ihrer Selbstermächtigung noch zu tun in der Lage sind. Deshalb ist dem depressiven Patienten eher zu einfachen, zeitlich limitierten Arbeiten zu raten, und er ist vor engen emotionalen Kontakten – womöglich noch in fröhlicher Gesellschaft – zu schützen. Selbst in der Aufhellungsphase einer Depression ist der Betroffene früher zu instrumentellen und beruflichen Tätigkeiten in der Lage als zu einem intensiven emotionalen Austausch (Hell 1998, 2009d).

Eine andere problematische Form der therapeutischen Schonhaltung gegenüber depressiven Personen besteht im Vermeiden heikler Themen, aus Angst, mit der Norm der Betroffenen nicht konform zu gehen. Hier ist – besonders zu Beginn einer Therapie – das Nichtansprechen von Todeswünschen oder – im Therapieverlauf – die Tabuisierung depressiv bedingter Impotenz oder Frigidität zu nennen. Der depressive Patient sollte nicht den Eindruck erhalten, seine Probleme seien unverständlich oder unberechtigt oder gar inexistent. Manchmal kann die Besprechung von Todeswünschen eine spürbare Entlastung bewirken. Aber auch wenn das Eingehen auf solche Symptome im Umgang mit depressiven Menschen über weite Strecken ohne unmittelbare Resonanz bleibt, bestätigen doch Nachuntersuchungen an remittierten Kranken den therapeutischen Wert eines solchen Vorgehens (Laeri 1975).

Depressive Menschen fühlen sich in ihrer Beengung und Isolation oft gerade dann etwas erleichtert, wenn sie durch genaues ärztliches oder psychologisches Befragen ihrer Beschwerden spüren, dass es sich bei ihrem Leiden nicht um schlechthin Unverständliches und Einmaliges handelt, sondern dem Therapeuten vieles – erkenntlich an seinen Fragen – schon bekannt ist.

Ärgerliche Ungeduld

Als Reaktion auf das Hostilitäts- und Deprivationsverhalten depressiver Menschen liegt normalpsychologisch eine ärgerliche Haltung nahe. Dysphorische Klagen des Patienten führen leicht zu einer analogen Gegenreaktion des Arztes oder Therapeuten.

Aufsteigender Ärger über Hostilitäts- und Deprivationsverhalten depressiver Patienten ist so regelhaft zu beobachten, dass es sich dabei um eine alltägliche Reaktion handelt, deren sich niemand zu schämen braucht, die aber leider die Neigung depressiver Menschen zur Selbstanklage und Selbstinfragestellung bestärkt. Wenn der Therapeut von einem schwerer depressiven Patienten bewusst eine eher negative Gefühlseinstellung erwartet und wenn er Dysphorie als Krankheitssymptom wertet, gelingt es in der Regel etwas leichter, eine innere Distanz und damit die nötige Empathie gegenüber der depressiven Person aufrechtzuerhalten.

Unrealistische Vertröstung

Das Gegenstück zur gereizten Reaktion stellt das unrealistische Vertrösten von depressiven Patienten dar (womit nicht der faktisch korrekte Hinweis auf eine spätere Stimmungsaufhellung gemeint ist). Verbindet sich Mitleid unter Zeitdruck mit Ungeduld, so greift der Therapeut gerne zu beruhigenden und aufmunternden Worten wie: „dass schon alles wieder gut werde" oder „die Sache nicht so schlimm ausschaue". In aller Regel sind solche Mittel jedoch bereits von Angehörigen erfolglos eingesetzt worden. Depressive Personen lassen sich meist nicht wie Trauernde ablenken oder aufheitern, sodass Aufmunterungsversuche für sie meist psychologisch unpassend oder sogar belastend sind.

In der Konfrontation mit depressivem Leiden wird gerade auch von Ärzten manchmal auf Fortschritte im Krankheitsverlauf hingewiesen, die noch gar nicht eingetreten sind. Aber selbst eine tatsächlich eingetretene Besserung kann vom depressiven Menschen erst dann empfunden werden, wenn es ihm ganz wesentlich besser geht.

Selbst bei leichteren Depressionen mit aktuellen Lebenskonflikten ist bei einer wertenden Stellungnahme zur Lebenssituation zu bedenken, dass es einen Unterschied macht, ob der Patient selbst seine von ihm gewählte oder seine ihn prägende Umwelt in Frage stellt oder ob dies durch den Arzt geschieht, der sich mit seinen Angehörigen nicht zu identifizieren hat.

Kritik an Erziehern oder selbst gewählten Partnern bedeutet immer auch ein Stück weit eine Infragestellung des Erkrankten, die eine tragende therapeutische Beziehung erfordert. Gerade wenn der Arzt oder Therapeut Gefühle wie Ärger, Enttäuschung oder Ungeduld zum Schutze des therapeutischen Auftrags gegenüber dem Patienten zu Recht nicht äußern möchte, besteht die Gefahr, dass er sie auf andere, wie z. B. die Angehörigen des Kranken, schiebt. Dies ist umso leichter der Fall, je problematischer deren Verhalten sich darstellt.

Allerdings haben sich die nächsten Bezugspersonen des Kranken – wie auch immer eine Depression zustande gekommen ist – im Alltag weit intensiver mit den interaktionellen Problemen rund um eine Depression auseinanderzusetzen, als dies vom Arzt oder Therapeuten gefordert ist. Deshalb bewährt es sich, die Therapie eines depressiven Patienten nicht an der Familie vorbei oder gar gegen sie zu führen, sondern die Problematik und Lebenssituation der nächsten Bezugspersonen ebenso wie diejenige des Patienten in die therapeutischen Überlegungen einzubeziehen. Forschungsergebnisse weisen darauf hin, dass die verständnisvolle Annahme einer Beeinträchtigung durch die nächsten Angehörigen auf den weiteren Krankheitsverlauf einen wohl noch entscheidenderen Einfluss ausübt, als die Akzeptanz des Patienten durch den Therapeuten (Angermeyer 1984, Hell 1998). Meist lohnt es sich, das Gespräch mit den Angehörigen gerade in jenen Fällen zu suchen, wo Missverständnisse und Ängste in der Familie spürbar sind.

Je nach angewandter Therapieform sind neben den bereits erwähnten Stolpersteinen zusätzliche Fallgruben zu beachten. Im Rahmen der kognitiven Therapie ist speziell darauf zu schauen, dass die Positivierung des Denkens nicht dazu führt, eine vorsichtige Selbstinfragestellung der Patienten im Sinne einer Enttäuschungsprophylaxe bei hoher Selbsterwartung zu relativieren. Bei psychodynamischen Therapien, welche das emotionale Erleben ins Zentrum rücken, ist besonders zu berücksichtigen, dass depressive Menschen meist auch kognitiv eingeengt sind und dass sie nicht nur durch ihre Vorgeschichte, sondern auch durch die Depression selbst belastet sind.

Diese zusammengestellten Stolpersteine und Fallgruben zu vermeiden, fällt nach meiner Erfahrung etwas leichter, wenn man sich der dargelegten Interaktionsproblematik bewusst und am depressiven Erleben des Patienten persönlich interessiert ist. Auch das Beachten der eigenen Gefühle kann eine Hilfe sein, nicht in den depressiven Sog hineingezogen zu werden. Die Achtsamkeit für das eigene emotionale Erleben angesichts von Not und Trostlosigkeit der Patienten verhilft dem Therapeuten zu einer besseren Verankerung in sich selbst und macht es ihm leichter möglich, gegenüber depressiven Menschen gelassen und offen zu bleiben.

11 Rückblick und Ausblick

11.1 Depressive Krisen als Schicksal (Krankheit), Machsal (Überforderung) und Trausal (Botschaft)

Am Schluss dieses Buches möchte ich noch einmal zurückschauen. Es soll aber nicht nur um eine Zusammenfassung dessen gehen, was in diesem Buch behandelt wurde, sondern ich möchte den Blickwinkel erweitern und schon Behandeltes aus einer veränderten Perspektive betrachten und das Depressionsverständnis in einen größeren historischen und kulturellen Zusammenhang bringen. Dann wird noch einmal auf eine andere Art deutlich, wie sehr sich mit dem gesellschaftlichen Wandel auch die Depressionskonzepte und das depressive Leiden verändert haben. Das seelische Gleichgewicht eines Menschen wird heute durch andere Umstände und Belastungen herausgefordert (wie z. B. Deregulierungen am Arbeitsplatz, Globalisierung und vermehrte soziale Isolation), als dies früher der Fall war. Auch ringen depressive Menschen in der individualisierten Gesellschaft der Spätmoderne auf andere Weisen als in Sozialgesellschaften früherer Zeiten darum, ihre verlorene Balance wieder zu gewinnen. Das zeigt sich etwa daran, dass depressive Störungen vermehrt als Burnout-Fälle verstanden werden, die mit einem Gleichgewichtsverlust infolge beruflich bedingter Erschöpfung einhergehen. Hier erhält depressive Not eine andere Bedeutung und Wertung. Sie wird weniger als Krankheit (oder gar als Hirnstörung) und mehr als Hinweis auf Selbstüberforderung und als Botschaft, sich zu verändern, interpretiert. Aus dieser Perspektive stellt sich auch die Sinnfrage neu.

Die folgenden Überlegungen habe ich in anderer Form bereits auf der Tagung „Abschaffung des Schicksals? Menschsein zwischen Gegebenheit des Lebens und medizintechnischer Gestaltbarkeit" an der Universität Freiburg i. B. vorgetragen und sollen auch gekürzt und verändert im Sammelband dieser Tagung erscheinen (Maio 2011).

Die Depression ist zur modernen Krankheit par excellence geworden. Sie hat den Rahmen einer Volkskrankheit erhalten (Stoppe et al. 2006). Je nach gewählten Einschlusskriterien und je nach Land und Untersucher erleidet jede dritte bis sechste Frau einmal im Leben eine Depression. Bei den Männern wird von halb so vielen Betroffenen ausgegangen, doch dürfte bei ihnen die Dunkelziffer besonders hoch sein. Werden die diagnostischen Kriterien an maskuline Reaktionsweisen (wie Klagen über Stress statt über Bedrücktheit, verdeckte oder offene Aggressivität und Substanzkonsum) angepasst, steigen die Zahlen an. Würden auch leichtere, sog. subklinische Ausprägungen depressiver Stimmungslagen bzw. Syndrome, in die Berechnung einbezogen, wäre bis zur Hälfte der Bevölkerung vorübergehend von dieser Störung betroffen (Angst et al. 2005).

Das verweist zum einen darauf, dass die Depression weder einen einheitlich oder identisch in Erscheinung tretenden Problemfall darstellt, noch zwischen alltäglicher Deprimiertheit, leichter depressiver Episode und schweren Depressionsformen scharfe Grenzlinien gezogen werden können. Zum anderen zeigen diese epidemiologischen Verhältnisse, dass Depressivität das Leben sehr vieler moderner Menschen in unterschiedlicher Weise betrifft. Depressive Störungen werden so häufig diagnostiziert, dass auch Zusammenhänge mit dem modernen medizinischen Krankheitsverständnis zu diskutieren sind (Hell 2009b, 2010c).

11.2 Wie Depression zur Volkskrankheit wurde

Tatsächlich haben die Depressionskriterien im letzten Jahrhundert vielfältige Anpassungen erfahren. Zunächst wurde Depression – ein Begriff des 19. Jahrhunderts – als schicksalhafte Störung angesehen. Entsprechend sprach man von einer endogenen Störung, die ihren Grund in Vererbung und Stoffwechsel hat. Unter der Bezeichnung „endogen" wurden aber auch atmosphärische und kosmische Einflüsse wie in der mittelalterlichen Melancholielehre nicht ausgeschlossen (Tellenbach 1987).

Nach der Auffassung von Emil Kraepelin (Angst und Marneros 2001), der die psychiatrische Diagnostik des 20. Jahrhunderts maßgeblich geprägt hat, ist die Depression ein phasisches Geschehen und regelhaft mit Manien verbunden, so wie sich Winter und Sommer in der Natur abwechseln (nur nicht so regelmäßig). Die von ihm manisch-depressives Irresein genannte Erkrankung wurde mit der Konstitution eines Menschen in Zusammenhang gebracht. Die Krankheitsphasen träfen einen Menschen ohne Zutun von Biographie und sozialer Umwelt wie Schicksalsschläge und führten zu einer Störung der rationalen bzw. der physiologischen Ordnung. Kraepelin rechnete nur schwerste

Krankheitsformen zur Depression (Angst und Marneros 2001). Leichtere depressive Verstimmungen sah man zu Beginn des 20. Jahrhunderts noch als normal an. Zwar wurden unter dem Einfluss der Psychoanalyse später auch neurotische und psychogene Depressionsformen beschrieben, aber der klassische Depressionstyp blieb bis in die Mitte des 20. Jahrhunderts die endogene Depression im Rahmen der manisch-depressiven Erkrankung.

Als in den 1950er Jahren antidepressiv wirksame Substanzen entdeckt wurden, war – mindestens nach dem Bericht von Roland Kuhn, dem Entdecker von Imipramin – die Pharmaindustrie zunächst wenig an diesem antidepressiven Stoff interessiert, weil sie davon ausging, dass Depressionen, in der Ausprägungsweise der manisch-depressiven Erkrankung, nicht sehr zahlreich waren. Das änderte sich aber rasch, als endogene Depressionen auch unabhängig von manisch-depressiven Verläufen, nämlich als rein rezidivierende Depressionen (sog. monopolare Affekterkrankungen) beobachtet und diagnostiziert wurden und sich diese rein depressiven Störungen als viel zahlreicher als die manisch-depressiven Formen (sog. bipolare affektive Störungen) erwiesen. (Nur in Klammer sei angefügt, dass die Möglichkeit der antidepressiven Behandlung und ihr Marketing zu dieser diagnostischen Entwicklung nicht wenig beitrug [D. Healy 1999].)

In den letzten Jahrzehnten kam es zu einer weiteren Ausweitung der Depressionsdiagnose. Diese entscheidende und folgenreiche Ausdehnung hat mit einem veränderten Krankheitsverständnis zu tun, nämlich mit dem Übergang von einer endogenen, schicksalhaften Depressionsauffassung zu einem Depressionsverständnis als Befindlichkeitsstörung, deren Ursache offen ist. Statt die Depressionsdiagnose an Konstitution, Vererbung bzw. Endogenität und andere Ursachen zu binden, wird die depressive Störung allein aufgrund des Beschwerdebilds, also aufgrund einer bestimmten Störung des Wohlbefindens, diagnostiziert (Dilling et al. 2011). Dieser Wechsel zu einer symptomorientierten Krankheitsauffassung verlief parallel zu einer tiefgehenden gesellschaftlichen und kulturellen Veränderung, die auch das Menschenbild der Spätmoderne beeinflusste. Der sich dank Technik und Wissenschaft gestärkt fühlende Mensch sah sich nun weniger vom Schicksal bestimmt als autonom und selbstverantwortlich. Selbstverwirklichung wurde zum Leitwort (Ehrenberg 1998). In der zunehmend individualistisch und schließlich auch neoliberal geprägten Kultur wurde Endogenität als schicksalsträchtiger Begriff ein Fremdkörper. Der Depressive litt immer weniger an seinem Schicksal und immer mehr an sich selbst, nämlich an seiner depressiven Hemmung, die ihn hinderte, das Leben autonom zu gestalten. So setzte sich ab 1980 in der amerikanischen Psychiatrie, dann ab 1991 in der WHO durch, nur noch deskriptiv bzw. symptomorientiert von einer depressiven Episode oder einer depressiven Störung zu sprechen. Einzig besonders gravierende Verläufe wurden noch als melancholisch (im Sinne von endogen) oder bipolar (im Sinne von manisch-depressiv) bezeichnet. Die einzelne depressive Episode verlor aber ihren schicksalhaften Charakter und wurde ausschließlich als lebens- und aktivitätshemmende Bedrücktheit und Antriebsarmut (mit einigen Zusatzsymptomen) gefasst. Dieser diagnostische Umbruch erlaubte einerseits, individuell ganz unterschiedliche Ausprägungsweisen von Depressivität in einem einheitlichen Störungsbegriff zusammenzubringen, ohne damit gleichzeitig das einzelne Individuum in ein erklärendes Ursachenmodell hineinzuzwingen und damit seine individuellen Besonderheiten infrage zu stellen. Andererseits konnten auch leichtere Formen von Niedergeschlagenheit und Antriebsstörung, in gleicher Weise wie früher endogene Störungen, als medizinische Krankheiten verstanden werden, die einer Behandlung bedürfen (Hell et al. 2006). Diese diagnostische Ausweitung und Entstigmatisierung war in einer Zeit des sich zuspitzenden Individualismus mit wachsendem Selbstverantwortungsdruck nicht nebensächlich. Die Medizin stellte auf diese Weise mit der Diagnose Depression eine Art Schutzschild gegen Selbst- und Fremdüberforderung zur Verfügung, wenn sich Menschen erschöpften, unter Belastungen zusammenbrachen oder bei körperlichen Erkrankungen mit der Einschränkung ihrer Leistungsfähigkeit nicht zurechtkamen.

Dank der Diagnose „Depression", die auf die Zuschreibung von konstitutionellen, somatischen, persönlichen oder sozialen Mängeln verzichtete, konnte der leidende Mensch eine gewisse Entlastung von Versagensgefühlen erfahren. Doch wäre es verfehlt, die Depressionsdiagnose als medizinische Relativierung des Zeitgeistes zu sehen. Sie legt vielmehr offen, was spätmodernen Menschen besonders zu schaffen macht.

11.3 Depression als schwarzes Loch der Erfolgsgesellschaft

Depression – die Krankheit unserer Zeit, die nach der Prognose der WHO im Jahre 2020 hinter den Herz-Kreislauferkrankungen unter allen Krankheiten am zweithäufigsten zu Behinderungen, sog. verlorenen Lebensjahren, führen soll – steht dem modernen Leistungs- und Erfolgsdenken diametral entgegen. Denn der autonome Mensch der Moderne ist darauf angewiesen, initiativ denken und handeln zu können, um sich selbst zu verwirklichen (Margolis 1998). Gerade diese Fähigkeit ist aber in der Depression behindert. In ihr ereignet sich, was der moderne Mensch am wenigsten erträgt: Er erlebt klar und wach mit, wie seine persönlichen Entscheidungs- und Einflussmöglichkeiten eingeschränkt werden. Seine Gedanken und Erinnerungen werden schwerer abrufbar. Die Fähigkeit zu planen und entscheiden ist ebenso blockiert wie Bewegungen oder körpersprachliche Ausdrucksformen. Depression ist durch Aktionshemmung charakterisiert (Hell 2009c).

Besonders eindrücklich hat ein ehemaliger Patient von mir, der Schweizer Filmemacher Rolf Lyssy, die Erfahrung dieser depressiven Hemmung in seinem Buch „Swiss Paradise" beschrieben. Sein Buch ist ein schonungsloses Dokument depressiver Lähmung (▶ Kap. 4.5). Rolf Lyssy erlebte, wie sein Körper ein reibungsvolles Bremsmanöver einleitete. Solange sich diese innere Bremse nicht löste, führte jedes willentliche Ankämpfen nur zu größerer Spannung. Zum Erfolg verpflichtet, fühlte sich Rolf Lyssy durch die depressive Aktionshemmung zur Schnecke gemacht: „Es war, als ob ich ständig über die eigene Schulter schauen und jede Sekunde von neuem über mich selbst erschrecken würde."

Für die meisten depressiven Menschen ist dieser Gegensatz von Wunsch und Realität, von Erwartung und Versagung, von Ich-Ideal und Wirklichkeit grauenhaft. Denn ihr depressives Erleben wird durch keine Ohnmacht, keine Verwirrung oder Demenz gemildert. Das klare Bewusstsein der depressiven Menschen deckt ihre Lebenshemmung, ihre Devitalisierung, die zum Selbstanspruch des modernen Menschen so krass in Widerspruch steht, schonungslos auf. In dieser Situation fühlt sich das moderne Ich vor das Nichts gestellt. Es steht ihm nicht mehr – wie in der früheren Melancholieauffassung – der Ausweg offen, ein tragischer Held zu sein. Es ist auf sich selbst zurückgeworfen, ohne in den vorherrschenden gesellschaftlichen Bedingungen – in Globalisierung, Dekonstruktion und Deregulierung – einen tragenden Grund zu finden.

Damit ist es für den modernen Menschen noch schwieriger geworden, als depressive Person ein neues Gleichgewicht zu finden. Sensibilität und melancholische Fragilität sind keine aristokratischen Tugenden mehr. Verlangsamt er seinen Schritt, muss er als Selbstunternehmer mit einer Einbusse an gesellschaftlicher Anerkennung rechnen. Sinkt sein Leistungsniveau ab und kommt er ins Schwanken, so muss er wie ein Seiltänzer den Absturz vom hohen Seil befürchten, ohne dass ihn ein soziales Netz sicher auffängt.

Die Krankenrolle, die die moderne Medizin dem Leidenden zur Verfügung stellt, kann ihn – wie ausgeführt – zwar entlasten. Aber die Krankenrolle trägt einen Menschen nicht und bindet ihn nicht in ein kulturelles Sinngewebe ein. Die Krankenrolle erhält ihre gesellschaftliche Rechtfertigung nur als Ausnahmeregelung. Die soziale Verpflichtung, als Individuum für sich selbst zu sorgen, bleibt auch im Krankenzustand grundsätzlich in Kraft. Auch vom Kranken wird erwartet, dass er sein Bestes tut, um seinem Ausnahmezustand ein Ende zu setzen. Diese Erwartung zeigt sich in systematischen Überprüfungen der Behandlungsmaßnahmen bzw. der aktiven Teilnahme der Kranken an diesen Behandlungen (auch durch staatliche Versicherungen). Solche mitunter beschämenden Kontrolluntersuchungen werden mit der Sorge einer aufgeklärten, demokratischen Gesellschaft begründet, dass der mündige Bürger so weit wie immer nur möglich für sich selbst sorgt (Bröckling 2009). An solchen Beispielen lässt sich trefflich illustrieren, dass der Individualismus heute nicht mehr bloß eine Bewegung von widerständigen Einzelnen ist, die auf ihre persönlichen Rechte pochen. Vielmehr ist der Individualismus zu einer Art Sozialkultur geworden, die dem einzelnen Individuum Selbständigkeit und Selbstwirksamkeit abverlangt. Das reformatorische und aufklärerische Projekt der Moderne, das den Menschen aus traditionellen Zwängen und einem ihm auferlegten Schicksal befreite, hat eine paradoxe Erweiterung erfahren. Man kann sogar von einer paradoxen Umkehr sprechen, wenn aus individuellen Freiheitsrechten vermehrt gesellschaftliche Verpflichtungen abgeleitet werden. Selbstverwirklichung ist nicht mehr nur Privatsache, die auch Widerstand bedeuten kann, sondern sozial geforderte Übernahme gesellschaftlicher Normen. Selbstbestimmung, Selbstbehauptung und Selbstverwirklichung sind heute vermehrt zu Begriffen geworden, die verpflichtenden Charakter haben. Sie lassen kaum eine Wahl offen, sondern sie geben die Richtung vor, wie sich ein Mensch zu entscheiden hat, nämlich möglichst autonom zu sein und sein Glück bei sich selbst zu suchen.

11.4 Die organisierte Autonomie und das erschöpfte Selbst

Der Pariser Soziologe Alain Ehrenberg geht noch einen Schritt weiter (Ehrenberg 2010). Er sucht die paradoxe Umkehr, die der Individualismus vom Befreiungsschlag zur sozialen Norm durchmachte, mit den ökonomischen Verhältnissen des Spätkapitalismus zu erklären. Je mehr das autonome Selbstsein zur Produktionskraft einer marktorientierten Gesellschaft proklamiert worden sei, desto mehr habe der Individualismus zur Zwangsjacke mutieren können. Aus Selbstverwirklichung sei Selbstausbeutung geworden.

Faktum ist wohl, dass Selbstverwirklichung und Selbstverantwortung heute nicht mehr eine rein private Angelegenheit sind, sondern immer mehr zu kulturellen und gesellschaftlichen Normen geworden sind. Deshalb ist es so treffend, wenn Odo Marquard in Abhebung zu „Schicksal" von „Machsal" spricht (Marquard 2000). Dieser Neologismus macht deutlich, dass moderne Menschen ihr Leben weniger als Geschick, als zugeteiltes Los, als Schicksal erfahren, sondern als etwas, das sie selbst in die Hände zu nehmen und zu machen haben. Im Wort „Machsal" klingt Mühsal an, aber auch, dass es sich beim „Machsal", genau wie beim Schicksal, nicht um etwas individuell Geschaffenes oder Zufälliges handelt, sondern um etwas Überindividuelles, das die heutige Kultur prägt – Individualität als gesellschaftliche Norm.

Die kulturelle Tendenz, den Menschen als autonomes Individuum zu sehen, der sein Geschick selbst bestimmt, hat unübersehbare Folgen vor allem bei Menschen, die nicht so ich-stark sind oder ein niedriges Selbstwertgefühl haben, also bei Menschen, die zu Selbstunsicherheit neigen, sich leicht in Frage stellen und bei Misslichkeiten ins Grübeln und Hadern geraten (Hell 2009d). Diese Menschen, zu denen besonders viele depressive Menschen zu rechnen sind, tragen heute besonders schwer an Zurückstellungen, persönlichen Verlusten oder Misserfolgen, weil sie ihr Pech als moderne Menschen nicht als Schicksal, sondern als persönliches Versagen erleben müssen, diese Einschätzung aber nicht mit einem starken Selbstbewusstsein auffangen können. Konsequenterweise stellen sie sich stark in Frage. Sie schämen sich, den geltenden Wertvorstellungen eines sich selbst behauptenden Individuums nicht zu entsprechen, auch wenn sie die soziale Norm mehr ahnen als sich ihrer bewusst sind. Sie können sich nicht mehr im gleichen Maße wie frühere Generationen damit trösten, dass andere ihr Schicksal teilen, weil es sozial bedingt ist – durch Stand, Schicht, Religion oder Familie. Vielmehr fühlen sie sich als Einzelne vermehrt für ihre soziale Lage selbst verantwortlich, auch wenn die sie verursachenden gesellschaftliche Benachteiligungen fortbestehen. Dadurch bleibt aber auch der Makel der Unterlegenheit an ihnen persönlich haften.

Hinzu kommt ein anderes: Jenseits von sozialer Scham, also von dem, was einem Menschen ohne sein Zutun zustößt und ihn erröten lässt, kann ein Mensch auch moralische Scham empfinden, wenn er einen schweren Fehler macht und sein Fehlverhalten öffentlich wird. In einem solchen Fall bleibt es heutzutage meist nicht mehr beim isolierten Schuldgefühl über die unrechte Tat, vielmehr weitet sich das Schuldgefühl, etwas Unrechtes getan zu haben, zur viel schwerer zu ertragenden Scham aus, als Person versagt zu haben und entehrt zu sein (Hilgers 2006).

11.5 Machsal und Beschämung

Es scheint mir die Tragik eines gesellschaftlich verordneten Individualismus zu sein, dass er tendenziell Schuld in Scham überführt, weil er sich auf die Werte der Person und nicht ihrer Handlungen konzentriert. Indem er das Individuum aus den sozialen Gegebenheiten herauslöst, kann eine Art „destruktive Selbstbezüglichkeit" (Neckel 2010) entstehen. Zwar scheint unsere Gesellschaft manchmal den Eindruck von Schamlosigkeit zu machen, weil körperliche Nacktheit und sexuelle Enthemmung auf keine Tabus mehr treffen. Tatsächlich haben sich aber die Schamanlässe nur verschoben: Von der Entblößung sekundärer Geschlechtsmerkmale zur Stigmatisierung von Körperformen (etwa Adipositas), von Lust zu Leid, von Beziehungsmängeln zu Selbstwertdefiziten.

Auch die Beschämungstaktiken haben sich gewandelt. Sie sind aber wohl nicht weniger geworden. Vielmehr sind sie durch die Verschiebung des Wertgefüges – vom gemeinschaftlichen Wir zum individuellen Ich – eher vielfältiger und treffsicherer geworden. Ein Achtungsverlust, Kern aller Scham, kann heute einen Menschen an vielen Stellen und besonders tief treffen. Der moderne Mensch fühlt sich häufig entwertet: etwa durch Prestigeverlust bei Degradierung bzw. Positionsverlust, niedrige Bezahlung bzw. Lohnkürzung oder Entlassung, schlechte Benotung (im um sich greifenden Prüfungs- und Evaluationswesen), Mobbing, Bloßstellen in Medien und Internet, Pathologisierung und viele weitere Arten der Entwertung. Solche Beschämungstaktiken sind heute besonders effizient, weil auch der moderne Mensch in seinem Selbstwertgefühl auf die Wahrnehmung anderer Menschen und deren Anerkennung angewiesen bleibt, sich aber für die Wertung, die ihm geschieht, vermehrt selbst verantwortlich fühlt.

Nach dem Soziologen Sieghard Neckel (2010) „durchzieht Schamangst die moderne Gesellschaft, weil die Gefahr des Achtungsverlustes den Wert der Einzigartigkeit bedroht. Genau hier knüpft nunmehr die alte Technik der sozialen Kontrolle an, den Einzelnen durch Signale der Missachtung auf Konformität auszurichten." Konform zu sein heißt schließlich aber heute, selbstwirksam zu sein. In diesem Zusammenhang nimmt Scham den Charakter einer heimlichen Emotion an, weil sie sich mit dem Ideal der selbstbewussten Individualität nicht verträgt. Um die Scham legt sich ein bedrückendes Schweigen.

Zweifelsohne bedarf das eben gezeichnete Bild der Differenzierung, doch kann es deutlich machen, dass der heutige Individualismus den Einzelnen nicht nur stärkt, sondern als kulturelle und gesellschaftliche Erwartung auch belasten kann, weil er die Gefahr der Selbstüberforderung und Selbstbeschämung mit sich bringt. Gerade bei depressiven Menschen lässt sich eine solche Spirale von Selbstüberforderung und als beschämend erlebter Erschöpfung immer wieder beobachten, auch wenn die Medizin einen diagnostischen und therapeutischen Schirm bereit hält, der das Schlimmste abwehrt. Aber dieser medizinische Schutzmantel (Hell 2009d) hält leider nur im akuten Krankheitsstadium und versagt allzu häufig bei chronischen Verläufen, sodass der Individualisierungsscham kaum mehr Grenzen gesetzt sind und die Machsal zur Drangsal wird.

11.6 Alternative „Trausal" oder die Neuentdeckung der Intersubjektivität

Ist dies das Ende der Geschichte? Bleibt es bei der sozialen Kultur des Machsals, die den einzelnen, besonders den sensiblen Menschen überfordern kann? Ich glaube nicht. Viele Menschen spüren, dass ihre kulturell geprägte Vorstellung, ihr Leben wie ein Unternehmen („das unternehmerische Selbst", Bröckling 2007) zu führen, an Grenzen stößt. Sie ahnen, dass ein solches Selbstbild zwar für die Anpassung an die moderne Kultur wichtig ist, dass es sich dabei aber um ein Konstrukt handelt, das nicht in Stein gemeisselt und auch nicht in ihr Fleisch geschnitten (embodied) ist. Als Selbstkonzeption ist es der Reflexion zugänglich und als sprachlich konstruiertes Gebäude ist es dekonstruierbar. Die Relativität und Kulturabhängigkeit dieses Selbstbildes wird heute umso offensichtlicher, als die ständig sich verändernden Verhältnisse der Postmoderne auch die Identitätsbildung zu einem lebenslangen Prozess machen. Damit wächst aber auch die Chance, neu zu entdecken, dass es hinter und unter der Persona (C.G. Jung), der Maske des Selbstbildes, ein primäres leibseelisches Erleben gibt.

Es scheint mir kein Zufall zu sein, dass Achtsamkeitsübungen und Meditationsverfahren sowie andere Formen eines tieferen Selbsterlebens heute neu entdeckt werden. Dazu passt auch, dass in der Verhaltenstherapie eine Wende zu Spiritualität zu beobachten ist, auch als Hilfe, mit negativen Gedanken besser umgehen zu können (Heidenreich und Michalak 2009, ▶ Kap. 9.7). In der Psychoanalyse ist in den letzten Jahren ebenfalls eine Öffnung festzustellen, aber weniger zur Spiritualität hin (obwohl sich schon Erich Fromm mit Zen auseinandergesetzt hat), als zur Intersubjektivität, also zu einer anderen Form des Überschreitens der Ich-Grenzen (im sog. relational turn, vgl. Böker und Hell 2002).

Um im Leben ohne allzu große Angst und Verzweiflung bestehen zu können, genügt kein noch so angepasstes Selbstbild. Vielmehr ist ein Grundvertrauen nötig, das sich kein Mensch allein erschaffen kann. Auch wenn ein Mensch sich intensiv mit sich selbst beschäftigt und im Prozess der Individuation seine Schattenseiten in sein „Selbst" integriert hat, kann ihm eine Selbstverständlichkeit fehlen und das Gefühl des Angenommenseins abgehen, die zu einem erfüllten Leben gehören. Wenn der Volksmund sagt, dass „ein Mensch sich nicht an den eigenen Haaren aus dem Sumpf ziehen" kann, so handelt es sich dabei nicht nur um eine alte Weisheit. Auch die neuere empirische Forschung findet Belege dafür, dass Selbstvertrauen und -effizienz vom Vertrauen und der Empathie von Mitmenschen abhängig sind (Übersicht bei Kassebaum 2004). Vertrauen lebt von anderen. Vertrauen ist – wie im Christentum poetisch gesagt wird – ein Geschenk der Liebe. Die Entwicklungspsychologie formuliert das Gleiche prosaischer: Vertrauensvermittlung ist eine Erziehungsaufgabe. Vertrauen basiert auf sicherer Bindung. Vertrauen gründet in der kindlichen Erfahrung, erwünscht zu sein und immer wieder wahrzunehmen, dass die eigenen Bedürfnisse wahr- und angenommen werden (Dornes 2008). Grundvertrauen hat nur, wem vertraut wurde. Auch im späteren Leben hängt Vertrauen von einem Gefühl der Sicherheit und der Akzeptanz in zwischenmenschlichen Beziehungen ab (Kassebaum 2004). Vertrauen ist also nichts, was im Elfenbeinturm einsamen Denkens gewonnen werden könnte. Auch utilitaristische Überlegungen und Kosten-Nutzen-Analysen schaffen keine Vertrauensbasis, selbst wenn sich empirisch durchaus belegen lässt, dass sich Vertrauen wirtschaftlich auszahlen kann. Vertrauen gründet weder auf Berechnung noch Kalkül. Es nimmt im Gegenteil Risiko in Kauf. Wer vertraut, mutet sich einen gewissen Kontrollverlust zu.

Vertrauen ist deshalb weder angeborenes Geschick noch selbst entwickelte Eigenschaft. Sie ist weder Schicksal noch Machsal. Sie geschieht nicht als etwas äußerlich Fassbares, aber auch nicht einfach aus dem eigenen Inneren heraus. Das Vertrauen entfaltet sich im Zwischen, in der Beziehung zwischen Ich und Du.

11.7 Vertrauenskrise Depression

Gerade depressive Menschen erfahren oft Grenzsituationen, in denen ihre alten Wege nicht weiterführen. Sie sind mit existentiellen Fragen konfrontiert, auf die es keine einfachen Antworten gibt. Sie geraten nicht selten in eine Vertrauenskrise, die auch sie selbst infrage stellt. Aus diesen Krisen führt ausschließliches Fragen nach dem Warum nicht weiter. Vor allem rückwärtsgewandtes Fragen, wie das depressive Leiden hätte verhindert werden können, behindert die Suche nach dem, was unter der neu eingetretenen, durch die Depression völlig veränderten Lebenssituation Not tut. Erst wenn es depressiven Menschen gelingt, ihr gegenwärtiges Sein als Herausforderung anzunehmen, sind tastende Versuche möglich, die Depression zu überwinden.

Dieser Schritt vom rückwärtsgewandten Ausblenden und „Ungeschehenmachen" – vom: warum nur? – zur Akzeptanz des gegenwärtigen Seins – zu: was jetzt? und wozu? – ist äußerst schwierig. Umso wichtiger sind Mitmenschen und therapeutische Begleiter, die dem depressiven Menschen ihr Vertrauen schenken, wenn er es am nötigsten hat. Aber die Wende vom Zurückschauen zur Gegenwärtigkeit, vom kausalen zum finalen Fragen, kann der Therapeut dem depressiven Menschen weder abnehmen, noch kann er sie erzwingen. Dieser Schritt ist ganz persönlich. Umso schöner und befreiender ist es, wenn depressiven Menschen diese Kehrtwendung dennoch gelingt.

Nicht wenige suchen dann im Nachhinein, wenn es ihnen wieder besser geht, nach der Botschaft, die sie im Dunkel ihrer durchgemachten Depression vermuten (Das hat mich zum Buch „Welchen Sinn macht Depression?" veranlasst [2009d]). Viele spüren, dass die moderne Gleichung „Leiden = Krankheit" nicht aufgeht. Es genügt ihnen nicht, sich nur als passive Opfer einer Störung zu sehen. Sie verstehen ihr Leiden auch als Aufschrei und suchen ihre Depression aktiv in einen Zusammenhang mit ihrer Lebensführung zu bringen. Manche werden durch ihr depressives Leiden auch darauf aufmerksam, wie wichtig es ist, für ihr inneres Erleben und für die Beziehungen zu anderen Sorge zu tragen und nicht nur für die Selbstpräsentation nach außen zu leben. Diese leib-seelische und intersubjektive Dimension, gleichsam die gefühlte Identität, wird oft besser wahrgenommen, wenn die Betroffenen integre, kompetente und offene Begleiter finden, denen sie Vertrauen schenken können, wenn sie an sich selbst (ver)zweifeln. Dann bekommt das depressive Geschehen, das so fahl und grau scheint, ein Gesicht und oft auch eine Geschichte.

Nicht wenige meiner Patientinnen und Patienten gaben mir nach Aufhellung der Depression zu verstehen, dass ihnen die Seele eine Kurskorrektur aufgezwungen hat. Aber eine solche Einschätzung, wie sie etwa der Schriftsteller Adrian Naef (2003a) in seinem Buch „Nachtgängers Logik" zum Ausdruck bringt, braucht Vertrauen ins Leben (▶ Kap. 5.6). Adrian Naef hält nach einem langen Leidensweg mit mehreren Klinikaufenthalten in einem Interview fest (2003b, S. 19): „Ich hatte drei Jahre Zeit, einem Mechanismus zuzuschauen, der stärker war als ich, ich erfuhr eine Weisheit, die stärker war als mein Wille und meine eigenen Lebensentwürfe."

11.8 „Trausal" als Utopie

Vertrauen hat in einer globalisierten und technisierten Welt nichts an Bedeutung verloren. Wahrscheinlich ist Vertrauen (von gotisch „trauan" = treu, stark, festwerden) in einer unübersichtlichen und scheinbar beliebigen Welt sogar noch wichtiger geworden. Deshalb scheint es mir angebracht, nicht nur von einem „Schicksal" (das uns geschickt wird) und von einem „Machsal" (das wir machen), sondern auch von einem „Trausal" (dem wir trauen oder vertrauen) zu reden. Vielleicht hat die Zeit des „Trausals" begonnen, ohne dass wir es merken. So ganz unwahrscheinlich ist das nicht. Denn Vertrauen ist im Leben v. a. dann wichtig, wenn die rationale Nutzenabwägung auf Grund schnell wechselnder Verhältnisse und Unübersichtlichkeit nicht möglich ist. Dann verhilft Vertrauen dazu, die Komplexität der Verhältnisse zu reduzieren (Luhmann 2000) und intuitiv zu entscheiden. Mitten in Beziehungslosigkeit kann Vertrauen ein Heimatgefühl vermitteln. Denn „Heimat ist dort, wo Menschen sich zeigen, dass sie einander angehen" (Hildenbrand 2008). Vertrauen ist denn auch ein Resilienzfaktor.

So dürfte es kein Zufall sein, dass Zugehörigkeit und Vertrauen – unter dem Schlagwort „Wir-Gefühl" – wieder an öffentlichem und wissenschaftlichem Interesse gewinnen – bis in die Verhaltensforschung hinein, die den Menschen nicht mehr nur als egozentrisch begreift, sondern vermehrt als hilfsbedürftig und hilfsbereit und gelegentlich sogar als selbstlos (Tomasello 2010, de Waal 2011).

Je offener und flexibler gerade jüngere Menschen ihr Leben im Multiversum der Moderne einzurichten haben – auch weil ihre Lebensbedingungen sich immer schneller verändern –, desto wichtiger werden ihnen vertraute Beziehungen im privaten Umfeld, die ihnen Zugehörigkeit (sense of community) vermitteln und ihre personale Identität (sense of coherence) stützen. Und je vielschichtiger die Psychiatrie – als moderne Medizin der Psyche – wird, desto mehr erweist sich, wie grundlegend eine tragende therapeutische Beziehung für den Therapieerfolg ist – gerade auch in der Depressionsbehandlung (Hell 2010a). Wir lernen wieder neu, mitten in der antidepressiven Ära, dass die Selbsterfahrung, die Entwicklung des Ichs, nicht ohne Erfahrung des Du möglich ist. Gerade der notleidende Mensch bedarf des Mitmenschen, dem er vertrauen kann. Am „Trausal" kommen wir nicht vorbei, so wenig wie an dem, was unser Schicksal ist, und an dem, was wir selbst als Angesprochene und Herausgeforderte im Leben zu bewältigen haben.

Dank

Diesem Buch liegen sehr viele Begegnungen zugrunde: Beziehungen zu depressiven Menschen in kürzeren und längeren Therapien, Gespräche mit Fachärzten, Klinikern und Wissenschaftlern, aber auch literarische „Begegnungen", Briefkontakte, Super- und Intervisionen sowie diskursive Gespräche mit Kollegen über Fachliteratur. Der Reichtum dieser Begegnungen hat mich ermutigt, über die personbezogene Depressionsbehandlung auf eine Art und Weise zu schreiben, die nicht nur den wissenschaftlichen Kenntnisstand berücksichtigt, sondern auch meine persönlichen Erfahrungen einbringt.

Zunächst und vor allem möchte ich meinen Patienten danken, die sich mir anvertraut haben – und bezüglich dieses Buches in besonderer Weise jenen, die mir erlaubt haben, sie in anonymisierter Form als Beispiele aufzuführen. Dann möchte ich meinen langjährigen Mitarbeitern am Psychiatriezentrum Schaffhausen und an der Psychiatrischen Universitätsklinik Zürich danken, nicht zuletzt dafür, dass sie die Leitidee einer Integration von biologischen und psychosozialen Ansätzen nicht als Worthülse verstanden, sondern im Alltag umsetzten.

Beim Schreiben dieses Buches waren mir Jacqueline Dutli und Ines Schibli eine besonders große Hilfe. Ohne ihre engagierte Unterstützung wäre dieses Buch – wie schon vorausgehende – nicht möglich gewesen. Toni Brühlmann und weitere Kollegen der Privatklinik Hohenegg trugen mit vielen Anregungen zu diesem Buch bei. Zu danken habe ich ebenso herzlich dem Kohlhammer-Verlag und insbesondere der Lektorin Frau Kühnle für manche Verbesserungsvorschläge.

Ein Buch über „Personbezogenheit" zu schreiben, braucht nicht nur Rückhalt, sondern auch einen tragenden Grund. Den finde ich in meiner Familie und bei Freunden. Ihnen bin ich ganz besonders dankbar.

September 2011
Daniel Hell

Literatur

Abraham K (1911). Ansätze zur psychoanalytischen Erforschung und Behandlung des manisch-depressiven Irreseins und verwandter Zustände. Zentralblatt für Psychoanalyse: Medizinische Monatsschrift für Seelenkunde 12(2): 133–134.

Ackerknecht EH (1985). Kurze Geschichte der Psychiatrie. 3. Aufl. Stuttgart: Ferdinand Enke.

Adler A (1920). Praxis und Theorie der Individualpsychologie. München, Wiesbaden: Bergmann.

Agassi J (Hrsg.) (1999). Martin Buber on Psychology and Psychotherapy. Syracuse: Syracuse University Press.

Angehrn E, Küchenhoff J (Hrsg.) (2009). Die Vermessung der Seele – Konzepte des Selbst in Philosophie und Psychoanalyse. Weilerswist: Velbrück Wissenschaft.

Angermeyer MC (1984). Zusammenhänge zwischen der familiären Umwelt und dem Verlauf psychischer Krankheiten – ein Argument für die Gruppenarbeit mit Angehörigen. In: Angermeyer MC, Finzen A (Hrsg.) Die Angehörigengruppe. Stuttgart: Ferdinand Enke.

Angst J, Gamma A, Neuenschwander M, Ajdacic-Gross V, Eich D, Rössler W, Merikangas KR (2005). Prevalence of mental disorders in the Zurich Cohort Study: a twenty year prospective study. Epidemiol Psychiatr Soc 14(2): 68–76.

Angst J, Marneros A (2001). Bipolarity from ancient to modern times: conception, birth and rebirth. J Affect Disord 67(1–3): 3–19.

Arbeitskreis OPD (Hrsg.) (2011). Operationalisierte Psychodynamische Diagnostik OPD-2. 2. Aufl. Bern: Huber.

Arieti S (1977). Psychotherapy of severe depression. Am J Psychiatry 134: 864–868.

Arieti S, Bemporad J (1998). Depression. 2. Aufl. Stuttgart: Klett-Cotta.

Badcock P, Allen N (2007). Evolution, Social Cognition, and Depressed Mood. In: Forgas JP (Hrsg.) Evolution and the Social Mind. London: Psychology Press.

Bader J-P, Bühler J, Endrass J, Klipstein A, Hell D (1999). Muskelkraft und Gangcharakteristika depressiver Menschen. Nervenarzt 70(7): 613–619.

Bammel C-M (2005) Aufgetane Augen – Aufgedecktes Gesicht. Gütersloh: Gütersloher Verlagshaus.

Battegay R (1991). Depression. Psychophysische und soziale Dimension. Therapie. 3. Aufl. Bern: Huber.

Beach SRH, Jones DJ, Franklin KJ (2009). Marital, Family, and Interpersonal Therapies for Depression in Adults. In: Gotlib I, Hammen C (Hrsg.) Handbook of Depression. 2nd ed. New York: Guilford.

Beck AT (1983). Cognitive Therapy of Depression: New Perspectives. In: Clayton PJ, Barrett JE (Hrsg.) Treatment of Depression: Old Controversies and New Approaches. New York: Raven Press.

Beck AT (2008). The evolution of the cognitive model of depression and its neurobiological correlates. Am J Psychiatry 165: 969–977.

Beck AT, Rush AJ, Shaw BF, Emery G (1999). Kognitive Therapie der Depression. 4. Aufl. Weinheim: Beltz.

Benedetti G (1980). Klinische Psychotherapie: Einführung in die Psychotherapie der Psychosen. 2. Aufl. Bern: Huber.

Benedetti G (1981). Zur Psychodynamik der Depression. Nervenarzt 52: 621–628.

Berger M (2009). Psychische Erkrankungen: Klinik und Therapie. 3. Aufl. München: Elsevier.

Berger M, Brakemeier EL, Klesse C, Schramm E (2009). Depressive Störungen – Stellenwert psychotherapeutischer Verfahren. Nervenarzt: 80(5): 540–555.

Bischof N (1985). Das Rätsel Ödipus. Die biologische Wurzel des Urkonfliktes von Intimität und Autonomie. München: Piper.

Blatt SJ (1974). Levels of object representation in anaclitic and introjective depression. Psychoanal Study Child 29: 107–157.

Blatt SJ, Shichman S (1983). Two primary configurations of psychopathology. Psychoanal Contemp Thought 6: 187–254.

Bleuler E (1916). Lehrbuch der Psychiatrie. Berlin: Springer.

Bodenmann G, Plancherel B, Widmer K, Meuwly N, Hautzinger M, Beach SRH, Gabriel B, Charvoz L, Schramm E (2008). Effects of coping-oriented couples therapy on depression: a randomized clinical trial. J Consult Clin Psychol 76(6): 944-954.

Bohleber W (2005). Zur Psychoanalyse der Depression. Erscheinungsformen – Behandlung – Erklärungsansätze. Psyche 59: 781–788.

Bohus M, Kröger C (2011). Psychopathologie und Psychotherapie der Borderline-Persönlichkeitsstörung. Zum gegenwärtigen Stand der Forschung. Nervenarzt 82: 16–24.

Böker H, Hell D (Hrsg.) (2002). Therapie der affektiven Störungen. Psychosoziale und neurologische Perspektiven. Stuttgart: Schattauer.

Böker H, Hell D, Teichmann D (Hrsg.) (2009). Teilstationäre Behandlung von Depressionen, Angst- und Zwangsstörungen. Stutttgart: Schattauer.

Boland RJ, Keller MB (2009). Course and Outcome of Depression. In: Gotlib I, Hammen C (Hrsg.) Handbook of Depression. 2nd ed. New York: Guilford.

Bowlby J (1991). Verlust, Trauer und Depression. Frankfurt a.M.: Fischer.

Bröckling U (2009). Das unternehmerische Selbst. 4. Aufl. Berlin: Suhrkamp.

Brown GW (2004). Emotion and Clinical Depression: An Environmental View. In: Lewis M, Haviland-Jones JM (Hrsg.) Handbook of Emotions. 2nd ed. New York: Guilford.

Brown GW, Harris T (1978). Social Origins of Depression. New York: Free Press.

Brühlmann T (2011). Begegnung mit dem Fremden – Zur Psychotherapie, Philosophie und Spiritualität menschlichen Wachstums. Stuttgart: Kohlhammer.

Buber M (1962). Das dialogische Prinzip. Heidelberg: Lambert Schneider.

Buber M (1963). Werke Bd. 3, Schriften zum Chassidismus. München: Kösel.

Buchheim A, Strauss B, Kächele H (2002). Die differentielle Relevanz der Bindungs-klassifikation für psychische Störungen. Zum Stand der Forschung bei Angststörungen, Depressionen und Borderline-Persönlichkeitsstörung. Psychother Psych Med 52: 128–133.

Caspar F (2010). Wie allgemein ist Grawes „Allgemeine Psychotherapie"? Integration in der Psychotherapie 11(1): 15–22. http://dx.doi.org/10.1055/s-0029-1223487.

Caspi A, Hariri AR, Holmes A, Uher R, Moffitt TE (2010). Genetic sensitivity to the environment: the case of the serotonin transporter gene and its implications for studying complex diseases and traits. Am J Psychiatry 167: 509–527.

Caspi A, Sugden K, Moffitt TE, Taylor A, Craig IW, Harrington H, McClay J, Mill J, Martin J, Braithwaite A, Poulton R (2003). Influence of life stress on depression: moderation by a polymorphism in the 5-HTT gene. Science 301(5631): 386–389.

Clark DM (1986). A cognitive approach to panic. Behav Res Ther 24: 461–470.

Cohen AN, Hammen C, Henry RM, Daley SE (2004). Effects of stress and social support on recurrence in bipolar disorder. J Affect Disord 82(1): 143–147.

Cushman P (1995). Constructing the Self, Constructing America: A Cultural History of Psychotherapy. Reading, MA: Addison-Wesley.

Damm J, Eser D, Schüle C, Möller H-J, Rupprecht R, Baghai TC (2009). Depressive Kernsymptome. Nervenarzt 80(5): 515–531.

Davidson RJ, Pizzagalli DA, Nitschke JB (2009). Representation and Regulation of Emotion in Depression. Perspectives from Affective Neuroscience. In: Gotlib I, Hammen C (Hrsg.) Handbook of Depression. 2nd ed. New York: Guilford.

De Waal F (2011). Das Prinzip Empathie. München: Hanser.

DGPPN (2009). S 3-Leitlinie / NVL Unipolare Depression. www.depression.Versorgungsleitlinien.de.

Dilling H, Mombour W, Schmidt MH, Schulte-Markwort E (Hrsg.) (2011). Internationale Klassifikation psychischer Störungen: ICD-10. 5. Aufl. Bern: Huber.

Dornes M (2006). Die Seele des Kindes – Entstehung und Entwicklung. 3. Aufl. Frankfurt a. M.: Fischer.

Egger JW (2000). Die evolutionäre Erkenntnistheorie und der biopsychosoziale Krankheitsbegriff in der Medizin. In: Pieringer W, Ebner F (Hrsg.) Zur Philosophie der Medizin. Wien New York: Springer.

Egger JW (2008). Grundlagen der „Psychosomatik". Grazer HNO-PSY-Tage, Manuskript.

Ehrenberg A (2010). Das erschöpfte Selbst. 4. Aufl. Berlin: Suhrkamp.

Engel GJ (1976). Psychisches Verhalten in Gesundheit und Krankheit. 2. Aufl. 1993. Bern: Huber.

Fenichel O (1935). Zur Theorie der psychoanalytischen Technik. In: Fenichel O (2001) Aufsätze Bd. 1. Gießen: Psychosozial-Verlag.

Fisch H-U, Frey S, Hirsbrunner H-P (1983). Analyzing nonverbal behavior in depression. J Abnorm Psychol 92(3): 307–318.

Fonagy P, Bateman A (2006). Progress in the treatment of borderline personality disorder. Br J Psychiatry 188: 1–3.

Fonagy P, Leigh T, Kennedy R, Mattoon G, Steele H, Target M, Steele M, Higgit A (1995). Attachment, Borderline States and the Representation of Emotions and

Cognition in Self and Other. In: Cicchetti D, Toth S (Hrsg.) Emotion, Cognition and Representation. Rochester, NY: University of Rochester Press.

Frank M (1986). Die Unhintergehbarkeit von Individualität. 6. Aufl. Berlin: Suhrkamp.

Frankl VE (2005). Ärztliche Seelsorge: Grundlage der Logotherapie und Existenzanalyse. Wien: Deuticke.

Freud A (2006). Das Ich und die Abwehrmechanismen. 19. Aufl. Frankfurt a.M.: Fischer.

Freud S (1917). Vorlesungen zur Einführung in die Psychoanalyse. Leipzig: Heller.

Freud S (1991). Neue Folgen der Vorlesungen zur Einführung in die Psychoanalyse. Frankfurt a.M.: Fischer.

Frey S, Jorns U, Daw W (1980). A Systematic Description and Analysis of Nonverbal Interaction Between Doctors and Patients in a Psychiatric Interview. In: Corson SA (Hrsg.) Ethology and Nonverbal Communication in Mental Health. New York: Pergamon.

Fuchs Th (2010). Das Gehirn – ein Beziehungsorgan. 3. Aufl. Stuttgart: Kohlhammer.

Geerts E, Bouhuys N, Van den Hoofdakker RH (1996). Nonverbal attunement between depressed patients and an interviewer predicts subsequent improvement. J Affect Disord 40(1–2): 15–21.

Gehlen A (1961). Anthropologische Forschung. rde 138. Reinbek bei Hamburg: Rowohlt.

Golden RN, Gaynes BN, Ekstrom RD, Hamer RM, Jacobsen FM, Suppes T, Wisner KL, Nemeroff CB (2005). The efficacy of light therapy in the treatment of mood disorders: a review and meta-analysis of the evidence. Am J Psychiatry 162: 656–662.

Goldschmidt G-A (1994). Der bestrafte Narziss. Frankfurt a. M.: Fischer.

Goodwin FK, Jamison KR (2007). Manic-depressive Illness. 2nd ed. Oxford: Oxford University Press.

Gotlib I, Hammen C (Hrsg.) (2009). Handbook of Depression. 2nd ed. New York: Guilford.

Grawe K (2004) Neuropsychotherapie. Göttingen: Hogrefe.

Hartmann H (1972). Ich-Psychologie: Studien zur psychoanalytischen Theorie. 2. Aufl. Stuttgart: Klett-Cotta.

Hautzinger M (2003). Kognitive Verhaltenstherapie bei Depressionen: Behandlungsanleitungen und Materialien. 6. Aufl. Weinheim: Beltz.

Hautzinger M, Hoffmann N, Linden M (1982). Interaktionsanalysen depressiver und nichtdepressiver Patienten und ihrer Sozialpartner. Z Exp Psychol 29(2): 246–263.

Hayes SC, Strosahl K, Wilson KG (1999). Acceptance and Commitment Therapy: An Experiential Approach to Behavior Change. New York: Guilford.

Healy D (1999). The Antidepressant Era. Cambridge, MA: Harvard University Press.

Heidegger M (1927). Sein und Zeit. Tübingen: Niemeyer.

Heidenreich T, Michalak J (Hrsg.) (2009). Achtsamkeit und Akzeptanz in der Psychotherapie. 3. Aufl. Tübingen: dgvt.

Heim E (2009). Die Welt der Psychotherapie. Stuttgart: Klett-Cotta.

Hell D (1985). Die Rolle der Angehörigen in der Rehabilitation psychisch Kranker. SÄZ 66: 479–482.

Hell D (1993). Ethologie der Depression. München: Elsevier.

Hell D (1998). Ehen depressiver und schizophrener Menschen. 2. Aufl. Berlin/Heidelberg/New York: Springer.

Hell D (2003). Seelenhunger – Der fühlende Mensch und die Wissenschaften vom Leben. 2. Aufl. Bern: Huber.

Hell D (2006). Die beschämte Scham. In: Schönbächler G (Hrsg.) Die Scham in Philosophie, Kulturanthropologie und Psychoanalyse. Collegium Helveticum Heft 2.

Hell D (2008). Spiritualität und Leiden. In: Plattig M, Stolina R (Hrsg.) Das Geheimnis Gottes und die Würde des Menschen. Spiritualität zu Beginn des dritten Jahrtausend. Ostfildern: Matthias Grünewald.

Hell D (2009a). Die Sprache der Seele verstehen. Die Wüstenväter als Therapeuten. 9. Aufl. Freiburg: Herder.

Hell D (2009b). Seelenhunger: Vom Sinn der Gefühle. 2. Aufl. Freiburg: Herder.

Hell D (2009c). Von deprimiert zu depressiv? (Teil 1) Psychische Störungen in einer komplexen Welt. SÄZ 90(19): 776–779.

Hell D (2009d). Welchen Sinn macht Depression? Ein integrativer Ansatz. 15. Aufl. Hamburg: Rowohlt.

Hell D (2010a). Depression – Wissen was stimmt. 4. Aufl. Freiburg: Herder.

Hell D (2010b). Die Wiederkehr der Seele – Wir sind mehr als Gehirn und Geist. 2. Aufl. Freiburg: Herder.

Hell D (2010c). Gesellschaft, Wirtschaft und Psychiatrie – vom modernen Leiden an sich selbst. SÄZ: 91(23): 916–918.

Hell D (2011, in press). Erlebnis und Ereignis. Balint-Journal. Thieme.

Hell D, Böker H, Marty T (2001). Integrative Therapie der Depression. Schweiz Med Forum 19: 491–499.

Hell D, Endrass J (2002). Sozialer Kontext, Selbstwahrnehmung und Depression. In: Böker H, Hell D (Hrsg.) Therapie der affektiven Störungen. Stuttgart: Schattauer.

Hell D, Endrass J, Vontobel J, Schnyder U (2006). Kurzes Lehrbuch der Psychiatrie. 2. Aufl. Bern: Huber.

Hildenbrand B (2008). Resilienz: Was macht den Einzelnen in Zeiten der Beschleunigung stark? Evangelische Akademie zu Berlin: epd Dokumentation 41.

Hilgers M (2006). Scham – Gesichter eines Affekts. 3. Aufl. Göttingen: Vandenhoeck & Ruprecht.

Hind D, Pilgrim H, Ward S (2007). Questions about adjuvant trastuzumab still remain. Lancet 369(9555): 3–5.

Holsboer F (2009). Biologie für die Seele: Mein Weg zu einer personalisierten Medizin. München: C.H. Beck.

Hooley JM, Teasdale JD (1989). Predictors of relapse in unipolar depressives: Expressed emotion, marital distress, and perceived criticism. J Abnorm Psychol 98(3): 229–235.

Horwitz AV, Wakefield JC (2007). The Loss of Sadness – How Psychiatry Transformed Normal Sorrow into Depressive Disorder. Oxford: Oxford University Press.

Illouz E (2009). Die Errettung der modernen Seele. Berlin: Suhrkamp.

Jacobson E (1971). Depression. Eine vergleichende Untersuchung normaler, neurotischer und psychotisch-depressiver Zustände. (1993) Berlin: Suhrkamp.

Johnson SL, Cuellar AK, Miller C (2009). Bipolar and Unipolar Depression: A Comparison of Clinical Phenomenology, Biological Vulnerability, and Psychosocial Predictors. In: Gotlib I, Hammen C (Hrsg.) Handbook of Depression. 2nd ed. New York: Guilford.

Joiner Jr TE (2000). Depression's vicious scree: Self-propagatory and erosive factors in depression chronicity. Clinical Psychology: Science and Practice 7: 203–218.

Joiner Jr TE, Timmons KA (2009). Depression in Its Interpersonal Context. In: Gotlib I, Hammen C (Hrsg.) Handbook of Depression. 2nd ed. New York: Guilford.

Kanfer FH, Hagermann S (1981). The Role of Selfregulation. In: Rehm LP (Hrsg.) Behavior Therapy for Depression: Present Status and Future Directions. New York: Academic Press.

Kassebaum UB (2004). Interpersonelles Vertrauen: Entwicklung eines Inventars zur Erfassung spezifischer Aspekte des Konstrukts. Dissertation. Universität Hamburg.

Keller MB, McCullough JP, Klein DN, Arnow B, Dunner DL, Gelenberg AJ, Markowitz JC, Nemeroff CG, Russell JM, Thase ME, Trivedi MH, Blaslock JA, Borian FE, Jody DN, DeBattista C, Koran LM, Schatzberg AF, Fawcett J, Hirschfeld RMA, Keitner G, Miller I, Kocsis JH, Kornstein SG, Manber R, Ninan PT, Rothbaum B, Rush AJ, Vivian D, Zajecka J (2000). A Comparison of Nefazodone, the Cognitive Behavioral-Analysis System of Psychotherapy, and Their Combination for the Treatment of Chronic Depression. N Engl J Med 342: 1462–1470.

Keller MC, Nesse RM (2005). Is low mood an adaptation? Evidence for subtypes with symptoms that match precipitants. J Affect Disord 86: 27–35.

Kernberg OF (1993). Psychodynamische Therapie bei Borderline-Patienten. Bern: Huber.

Khan A, Leventhal RM, Khan SR, Brown WA (2002). Severity of depression and response to antidepressants and placebo: an analysis of the Food and Drug Administration database. J Clin Psychopharmacol 22(1): 40–45.

Kierkegaard S (1997). Die Krankheit zum Tode. Band 9634. Stuttgart: Reclam.

Kirsch I, Deacon BJ, Huedo-Medina TB, Scoboria A, Moore TJ, Johnson BT (2008). Initial severity and antidepressant benefits: a meta-analysis of data submitted to the Food and Drug Administration. PLoS Med 5(2): e45.

Kirsch I (2011). The Emperor's New Drugs – Exploding the Antidepressant Myth. New York: Basic Books.

Klein DN, Durbin CE, Shankman SA (2009). Personality and Mood Disorders. In: Gotlib I, Hammen C (Hrsg.) Handbook of Depression. 2nd ed. New York: Guilford.

Koelbing H (1985). Die ärztliche Therapie – Grundzüge ihrer Geschichte. Darmstadt: Wissenschaftliche Buchgesellschaft.

Koenig HG, Johnson JL, Peterson BL (2006). Major depression and physical illness trajectories in heart failure and pulmonary disease. J Nerv Ment Dis 194: 909–916.

Kohut H (1976). Narzissmus. Eine Theorie der psychoanalytischen Behandlung narzisstischer Persönlichkeitsstörungen. Berlin: Suhrkamp.

Kohut H (1979). Die Heilung des Selbst. Berlin: Suhrkamp/The Restoration of the Self (1977) Madison, CO: International Universities Press.

Kraepelin E (1896). Psychiatrie: Ein Lehrbuch für Studierende und Ärzte. 5. Aufl. Leipzig: Barth.

Kröber H-L (1993). Krankheitserleben und Krankheitsverarbeitung bipolar manisch-depressiver Patienten. Fortschr Neurol Psychiat 61: 267–273.

Küchenhoff J (2006). Braucht die internationale klassifizierende Diagnostik noch die Psychodynamik – und wozu? In: Böker H (Hrsg.) Psychoanalyse und Psychiatrie. Heidelberg: Springer.

Küchenhoff J, Mahrer Klemperer R (2009). Psychotherapie im psychiatrischen Alltag: die Arbeit an der therapeutischen Beziehung. Stuttgart: Schattauer.

Laeri M (1975). Zur Interaktion zwischen Pflegepersonal und endogenen und depressiven Patienten. Lizentiatsarbeit, Universität Zürich.

Lederbogen F (2006). Körperliche Komorbidität. In: Stoppe G, Bramesfeld A, Schwarzt F-W (Hrsg.) Volkskrankheit Depression? Berlin Heidelberg: Springer.

Leichsenring F (2001). Comparative effects of short-term psychodynamic psychotherapy and cognitive-behavioral therapy in depression: a meta-analytic approach. Clin Psychol Rev 21(3): 401–419.

Leuzinger-Bohleber M (2005). Chronifizierende Depression: eine Indikation für Psychoanalysen und psychoanalytische Langzeitbehandlungen. Psyche – Z Psychoanal 59: 789–815.

Levinson DF (2009). Genetics of Major Depression. In: Gotlib I, Hammen C (Hrsg.) Handbook of Depression. 2nd ed. New York: Guilford.

Lewinsohn PM (1974). A Behavioral Approach to Depression. In: Friedman RJ, Katz MM (Hrsg.) The Psychology of Depression. New York: John Wiley & Sons.

Lewis HB (1987). The Role of Shame in Symptom Formation. Hillsdale, NJ: Lawrence Erlbaum Associates.

Lieberman JA, Rush AJ (1996). Redefining the role of psychiatry in medicine. Am J Psychiatry 153: 1288–1297.

Linehan MM (1996). Dialektisch-Behaviorale Therapie der Borderline-Persönlichkeitsstörung. München: CIP-Medien.

Luhmann N (2009). Vertrauen: ein Mechanismus der Reduktion sozialer Komplexität. 4. Aufl. Stuttgart: Lucius & Lucius.

Lyssy R (2001). Swiss Paradise. Zürich: Rüffer & Rub.

Ma SH, Teasdale JD (2004). Mindfulness-based cognitive therapy for depression: replication and exploration of differential relapse prevention effects. J Consult Clin Psychol 72(1): 31–40.

Maier W (2004). Genetik der Depression, gegenwärtiger Erkenntnisstand und Perspektiven. Bundesgesundheitsblatt, Gesundheitsforschung, Gesundheitsschutz 5(47): 487–492.

Maio G (2011). Abschaffung des Schicksals? Menschsein zwischen Gegebenheit des Lebens und medizin-technischer Gestaltbarkeit. Freiburg: Herder.

Margolis DR (1998). The Fabric of Self. New Haven, CT: Yale University Press.

Marquard O (2000). Philosophie des Stattdessen. Stuttgart: Reclam.

Mazure CM, Keita GP, Blehar MC (2002). Summit on Women and Depression: Proceedings and Recommendations. Washington, DC: American Psychological Association.

McCullough Jr JP (2000). Treatment for Chronic Depression: Cognitive Behavioral Analysis System of Psychotherapy (CBASP). New York: Guilford.

Mead GH (1934). Mind, Self, and Society. Chicago: University of Chicago Press.

Mentzos S (1996). Depression und Manie. Psychodynamik und Therapie affektiver Störungen. 2. Aufl. Göttingen: Vandenhoeck & Ruprecht.

Metzinger Th (2010). Der Ego-Tunnel: Eine neue Philosophie des Selbst: Von der Hirnforschung zur Bewusstseinsethik. Berlin: Berlin Taschenbuch.

Metzinger Th (Hrsg.) (1996). Bewusstsein. Beiträge aus der Gegenwartsphilosophie. 3. Aufl. Paderborn: Ferdinand Schöningh.

Meyer ThD, Bernhard B (2010). Psychotherapie bipolarer Störungen. Psychiatrie und Psychotherapie up2date 4(4): 253–272. http://dx.doi.org/10.1055/s-0030-1248406.

Miklowitz DJ, Otto MW, Frank E, Reilly-Harrington NA, Wisniewski SR, Kogan JN, Nierenberg AA, Calabrese JR, Marangell LB, Gyulai L, Araga M, Gonzales JM, Shirley ER, Thase ME, Sachs GS (2007). Is psychosocial management effective? – Reply. Arch Gen Psychiatry 64(4): 419–427.

Morrison AP (1989). Shame: The Underside of Narcissism. Hillsdale: The Analytic Press.

Mummendey HD (2006). Psychologie des „Selbst". Göttingen: Hogrefe.

Munk-Olsen T, Laursen TM, Pedersen CB, Mors O, Mortensen PB (2006). New parents and mental disorders: a population-based register study. JAMA 296(21): 2582–2589.

Naef A (2003a). Nachtgängers Logik. Berlin: Suhrkamp.

Naef A (2003b). Ich geh zur Tankstelle, trinke Kaffe und bin plötzlich aus dem Leben gestossen. SonntagsZeitung 10. Aug. 2003.

Neckel S (2010). Scham und Schamsituationen aus soziologischer Sicht. Vortrag am Forum „Gesundheit und Medizin", Zürich 20.05.2010.

Nesse RM (2000). Is depression an adaptation? Arch Gen Psychiatry 57: 14–20.

Nettle D (2008). An evolutionary model of low mood states. J Theor Biol 257: 100–103.

NICE (National Institute for Clinical Excellence) (2004). Depression: Mangement of depression in primary and secondary care. Clinical Guideline 23. http://www.nice.org.uk/page.aspx?o=235213.

Nietzsche F (1954). Also sprach Zarathustra. In: Schlechta K (Hrsg.) Werke in drei Bänden. Band 2. München: Hanser.

Nolen-Hoeksema S (1993). Sex Differences in Depression. Palo Alto, CA: Stanford University Press.

Nolen-Hoeksema S, Hilt LM (2009). Gender Differences in Depression. In: Gotlib I, Hammen C (Hrsg.) Handbook of Depression. 2nd ed. New York: Guilford.

Nolen-Hoeksema S, Morrow J, Fredrickson BL (1993). Response styles and the duration of episodes of depressed mood. J Abnorm Psychol 102: 20–28.

Orlinsky DE, Grawe K, Parks BK (1994). Process and Outcome in Psychotherapy. In: Bergin AE, Garfield SL (Hrsg.) Handbook of Psychotherapy and Behavior Change. 4th ed. Oxford, U.K.: John Wiley & Sons.

Pauen M (2005). Grundprobleme der Philosophie des Geistes. 4. Aufl. Frankfurt a. M.: Fischer.

Petzold HG (2001). Integrative Therapie. Das „biopsychosoziale" Modell kritischer Humantherapie und Kulturarbeit. Paderborn: Junfermann.

Plessner H (1957). Philosophische Anthropologie. In: Galling K, Gunkel H (Hrsg.) Die Religion in Geschichte und Gegenwart. Bd. 1. Tübingen: Mohr Siebeck.

Price JS (1988). Alternative Channels for Negotiating Asymmetry in Social Relationships. In: Chance MRA (Hrsg.) Social Fabrics of the Mind. Hillsdale, NY: Lawrence Erlbaum Associates.

Price JS, Gardner Jr R, Erickson M (2004). Can depression, anxiety and somatization be understood as appeasement displays? J Affect Disord 79(1–3): 1–11.

Price JS, Sloman L, Gardner R, Price JS, Gilbert P, Pohde P (1994). The social competition hypothesis of depression. Br J Psychoth 164: 309–315.

Rado S (1951). Psychodynamics of depression from the etiologic point of view. Psychosom Med 13(1): 51–55.

Rimbaud A (1871). „Ich ist ein anderer" – Brief an Paul Demeny, 15. Mai 1871, zweiter Seherbrief. In: Trzaskalik T (Übers.) (2010) Arthur Rimbaud – Die Zukunft der Dichtung. Rimbauds Seher-Briefe. Berlin: Matthes & Seitz.

Roediger E (2010). Schematherapie als Integrationsmodell für die Psychotherapie. Psychotherapie im Dialog 11(1): 22–28. http://dx.doi.org/10.1055/s-0029-1223488.

Rudolf G (2009). Strukturbezogene Psychotherapie. 2. Aufl. Stuttgart: Schattauer.

Sacco WP (1999). A Social-Cognitive Model of Interpersonal Processes in Depression. In: Joiner T, Coyne JC (Hrsg.) The Interactional Nature of Depression. Washington, DC: American Psychological Association.

Saint-Exupéry, A de (1943). Der kleine Prinz. Düsseldorf: Karl-Rauch-Verlag.

Sandler J, Joffe WG (1969). Towards a basic psychoanalytic model. Int J Psychoanal 50(1): 79–90.

Saviotti M (1979). Der therapeutische Zugang zum depressiven Patienten. In: Benedetti G , Corsi Piacentini T, D'Alfonso L (Hrsg.) Psychosentherapie. Psychoanalytische und existentielle Grundlagen. (1983) Stuttgart: Hippokrates.

Schauenburg H, Zimmer FT (2005). Depression. In: Senf W, Broda M (Hrsg.) Praxis der Psychotherapie.3. Aufl. Stuttgart: Thieme.

Schipperges H (1988). Die Technik der Medizin und die Ethik des Arztes. Frankfurt a. M.: Knecht.

Schrijvers D, Hulstijn W, Sabbe BGC (2008). Psychomotor symptoms in depression. A diagnostic, pathophysiological and therapeutic tool. J Affect Disord 109: 1–20.

Scobel G (2011). Weisheit. Über das, was uns fehlt. Köln: DuMont.

Segal ZV, Williams JMG, Teasdale JD (2002). Mindfulness-based Cognitive Therapy for Depression: A New Approach to Preventing Relapse. New York: Guilford/Die Achtsamkeitsbasierte Kognitive Therapie der Depression: Ein neuer Ansatz zur Rückfallprävention. (2008) Tübingen: DGVT.

Seidler GH (2001). Der Blick des Anderen: Eine Analyse der Scham. 2. Aufl. Stuttgart: Klett-Cotta.

Senf W, Broda M (Hrsg.) (2007). Praxis der Psychotherapie. 4. Aufl. Stuttgart: Thieme.

Shively CA, Laber-Laird K, Anton RF (1997). Behavior and physiology of social stress and depression in female cynomolgus monkeys. Biol Psychiatry 41(8): 871–882.

Spaemann R (1996). Personen. Versuche über den Unterschied zwischen „etwas" und „jemand". Stuttgart: Klett-Cotta/Persons. The Difference Between „Someone" and „Something" (2006) Oxford: Oxford University Press.

Sroufe LA, Egeland B, Carlson EA, Collins WA (2005). The Development of the Person. The Minnesota Study of Risk and Adaptation from Birth to Adulthood. New York: Guilford.

Starobinski J (1960). Geschichte der Melancholiebehandlung von den Anfängen bis 1900. Acta Psychosomatica. Basel: Geigy.

Stassen HH (2009). Wirksamkeit der Antidepressiva: Mythen und Anekdotisches versus empirische Evidenz. Schweiz Arch Neurol Psychiatr 5: 208–213.

Stassen HH, Angst J (2002). Wirkung und Wirkungseintritt in der Antidepressiva-Behandlung. In: Böker H, Hell D (Hrsg.) Therapie der affektiven Störungen. Stuttgart: Schattauer.

Steiner M, Born L (2000). Advances in the diagnosis and treatment of premenstrual dysphoria. CNS Drugs 13: 286–304.

Stern D (1998). The Interpersonal World oft the Infant – A View from Psychonalysis and Developmental Psychology. New York: Basic Books.

Stoppe G, Bramesfeld A, Schwartz F-W (Hrsg.) (2006). Volkskrankheit Depression? Heidelberg: Springer.

Taylor C (1996). Quellen des Selbst – Die Entstehung der neuzeitlichen Identität (Übers. Schulte J.). 7. Aufl. Berlin: Suhrkamp 2010/Sources of the Self – The Making of the Modern Identity (1992) Cambridge, MA: Harvard University Press.

Teasdale JD, Moore RG, Hayhurst H, Pope M, Williams S, Segal ZV (2002). Metacognitive awareness and prevention of relapse in depression: empirical evidence. J Consult Clin Psychol 70(2): 275–287.

Teasdale JD, Segal Z, Williams JM, Ridgeway VA, Soulsby JM, Lau MA (2000). Prevention of relapse/recurrence in major depression by mindfulness-based cognitive therapy. J Consult Clin Psychol 68(4): 615–623.

Tellenbach H (1983). Melancholie. 4. Aufl. Berlin: Springer.

Tellenbach H (1987). Psychiatrie als geistige Medizin. München: Verlag für angewandte Wissenschaften.

Terman M (2007). Evolving applications of light therapy. Sleep Med Rev 11(6): 497–507.

Tölle R (2000). Unizistische Tendenzen der heutigen Depressionslehre. Spectrum 29: 114–119.

Tomasello M (2010). Warum wir kooperieren. Berlin: Suhrkamp.

Tugendhat E (1979). Selbstbewusstsein und Selbstbestimmung. 8. Aufl. 2010. Berlin: Suhrkamp.

Van Praag HM, de Kloet ER, van Os J (2004). Stress, the Brain and Depression. Cambridge (U.K.): Cambridge University Press.

Van Someren EJW, Riemersma-van der Lek RF (2007). Live to the rhythm, slave to the rhythm. Sleep Med Rev 11: 465–484.

Wei M, Shaffer PhA, Young SK, Zakalik RA (2005). Adult attachment, shame, depression, and loneliness: the mediation role of basic psychological needs satisfaction. J Counsel Psychol 52(4): 591–601.

Wiher H (2003). Shame and Guilt. Bonn: Culture and Science Publ.

Will H (1994). Zur Phänomenologie der Depression aus psychoanalytischer Sicht. Psyche 48(4): 361–385.

Will H, Grabenstedt Y, Völkl G, Banck G (2008). Depression – Psychodynamik und Therapie. 3. Aufl. Stuttgart: Kohlhammer.

Winnicott DW (1990). Die hinreichend fürsorgliche Mutter. In: Winnicott DW (Hrsg.) Das Baby und seine Mutter. Stuttgart: Klett-Cotta.

Winnicott DW (1974). Reifungsprozesse und fördernde Umwelt. München: Kindler.

Winnicott DW (1976). Von der Kinderheilkunde zur Psychoanalyse. München: Kindler.

Wirz-Justice A (2007). Chronobiology and psychiatry. Sleep Med Rev 11(6): 423–427.

Wrosch C, Miller GE (2009). Depressive symptoms can be useful: self-regulatory and emotional benefits of dysphoric mood in adolescence. J Pers Soc Psychol 96: 1181–1190.

Wurmser L (1990). Die Maske der Scham. 6. Aufl. 2010. Magdeburg: Klotz.

Young JE (2008). Schematherapie. Ein praxisorientiertes Handbuch. 2. Aufl. Paderborn: Junfernmann.

Zuroff DC, Mongrain M, Santor DA (2004). Conceptualizing and measuring personality vulnerability to depression: comment on Coyne and Whiffen (1995). Psychol Bull 130(3): 489–511.

Stichwortverzeichnis